国医大师

张磊

中医基础理论讲稿

张磊◎著

河南科学技术出版社

·郑州·

图书在版编目（CIP）数据

国医大师张磊中医基础理论讲稿/张磊著 . —郑州：河南科学技术出版社，
2018. 2（2021. 7 重印）

ISBN 978-7-5349-8823-3

Ⅰ. ①国… Ⅱ. ①张… Ⅲ. ①中医医学基础 Ⅳ. ①R22

中国版本图书馆 CIP 数据核字（2017）第 158074 号

出版发行：河南科学技术出版社
　　　　　地址：郑州市郑东新区祥盛街 27 号　　邮编：450016
　　　　　电话：（0371）65788613　65788629
　　　　　网址：www. hnstp. cn
策划编辑：马艳茹　邓　为
责任编辑：邓　为
责任校对：张艳华
封面设计：张　伟
责任印制：朱　飞
印　　刷：三河市明华印务有限公司
经　　销：北京集文天下文化发展有限公司
幅面尺寸：170 mm×240mm　　印张：8　　字数：130 千字
版　　次：2018 年 2 月第 1 版　　2021 年 7 月第 2 次印刷
定　　价：39. 80 元

自　序

我的《张磊医学全书》（此书是《张磊医学全书》中的中医基础理论的讲稿部分。编者注）快要出版了，就此，说几句心里话以表达心情。

首先，衷心感谢各位先生。此书是众志成城、同心协力的产物。在河南中医药大学、河南中医药大学第三附属医院领导的关怀和重视下，由孙玉信教授、张西洁教授、马林教授、谢秋利教授、姜枫教授、王晓田主任等同志具体编纂，尤其是孙玉信教授费心费时最多。经过他们长时间的艰苦工作，暨河南科学技术出版社的大力帮助，至此告竣。特再次表示衷心的感谢！

其次，本书内容较为浅薄。俗云："巧妇难为无米之炊。"由于我才疏学浅，经验不够，虽曰全书，实则有愧，是集我个人之全，乃小全也。其中有我过去给学院本科生讲授的中医学基础及内经选读讲稿，这些讲稿是依据当时教材和教学大纲精心锤炼而成的，可供参考。

再次，本书内容较为实在。我向来主张务实，我在自勉语中有"勿华于外，求实于内"之言。我总认为不管搞什么工作，如果光是表面现象，做表面文章，只能是自欺欺人。一个人能力有大小，只要踏踏实实地工作，就可赢得大家的赞许。这本书也是本着这种指导思想去写的。不管水平高低、文字好坏，都是实实在在的东西。如同厨中烹饪，不管做法如何，都是真材实料的绿色品种。

还有，本书作为我工作的新起点，我的治学思想是"学源不能断，起点作零点，求实不求虚，思近更思远"。学习最大的敌人是骄傲，有一副对联很好，"水唯就下能成海，山不矜高自极天"，就是说人要谦虚，不能自满。

最后，要继续努力。医生是为患者服务的，要具备两种功夫：一是医术要精湛，一是医德要高尚。古人云"欲精医术，先端心术"是很有道理的。我将继续认真开好有药处方和无药处方，所谓无药处方，就是针对不同疾病的人，尤其是思想包袱较重的患者，要多做思想工作，动之以情，晓之以理，增强其战胜疾病的信心；对一些有文化修养的患者，我往往给他们写诗，能收到一些好的效果。此外，对一些有不良潜在发展趋势的患者，也要告诉其应当注意的事项。所以说，医德要体现在各个方面。"大医精诚"，始终是我努力的方向。

总之，诚希广大读者，多提宝贵意见，以利改进！

最后附俚诗一首，以鸣心声。

从医从教历艰辛，虚度光阴八七春。

沧海水中沉一粟，岐典道上起微尘。

病人满室年年是，桃李成蹊日日新。

几首庸诗情志抒，操琴曲曲总怡神。

张磊

2016 年 8 月 25 日

目 录

第一章　绪论 ………………………………………………………（1）

第二章　阴阳五行 …………………………………………………（7）

第三章　藏象 ………………………………………………………（22）

第四章　五脏六腑 …………………………………………………（25）

第五章　奇恒之府 …………………………………………………（52）

第六章　五脏之间的关系 …………………………………………（54）

第七章　六腑之间的关系 …………………………………………（59）

第八章　五脏与六腑之间的关系 …………………………………（60）

第九章　经络 ………………………………………………………（63）

第十章　气血津液 …………………………………………………（71）

第十一章　病机 ……………………………………………………（81）

第十二章　病因与发病 ……………………………………………（102）

第十三章　防治原则 ………………………………………………（117）

第一章 绪 论

中国医药学是我国历代劳动人民在长期的生产实践和生活实践中与疾病作斗争的经验总结，是我国优秀的民族文化遗产的一个重要组成部分。它包含着极其丰富的治疗经验和理论知识。概而言之：它有悠久的历史、长期的实践、丰富的内容、系统的理论、显著的疗效。历史证明，它为我国劳动人民的疾病防治、中华民族的繁衍昌盛等方面做出了巨大的贡献。同时对世界医药科学的丰富和发展也产生了巨大的影响。直到今天，中医药仍然是保障广大劳动人民健康的重要因素。

一、中医学理论体系的形成和发展

中医学理论体系 ｛ 以人整体观念为主导思想
以脏腑经络的生理和病理为基础
以辨证论治为治疗特点

我国医药学发展追溯到春秋战国时期（公元前 722 年至公元前 221 年），随着生产斗争和医疗实践的不断提高和发展，从而产生了比较系统的医学理论，出现了我国现存医学文献中最早的一部典籍——《黄帝内经》。它系统地总结了古代的医学成就和治疗经验，运用朴素的唯物论和自发的辩证法思想，对人体的解剖、生理、病理，以及疾病的诊断、防治等方面，做了比较全面的阐述，为后世医学药的发展，奠定了牢固的理论基础。

《难经》是我国古代医学著作之一，它继承了汉以前的医学成就，并对汉以后的医学发展有一定的贡献。

西汉末年问世的《神农本草经》，奠定了中药学的基础。

我国医学到东汉末年，又有了新的发展，杰出的医学家张仲景（名机，南阳人），通过自己的长期实践，总结了前人与疾病作斗争的经验，写成了《伤寒杂病论》这一医学巨著。这部书发展了内经的理论见解，比较系统地总结了辨证论治原则，把中医临床治疗提高到一个新的水平，为我国临床医学奠定了基础。

《伤寒杂病论》包括伤寒论和杂病论六卷。伤寒论和杂病论分别论述了外感疾病和内、外、妇、儿等科。这两部分体系不同，所以后人把它分编成为今天的《伤寒论》和《金匮要略》两书。

《黄帝内经》《神农本草经》《伤寒论》和《金匮要略》现被称为四大古典著作，都是中医学基础理论的伟大工程，而又与临床应用不可分割地联系在一起。

如果说，这四大古典著作是中医学基础理论的主体工程，那么还有一些配套工程。如晋代王叔和著《脉经》是第一本中医诊断学专著，晋代皇甫谧著《针灸甲乙经》是第一本针灸学专著，隋代巢元方著《诸病源候论》则是最早的中医病因证候学书籍。于是，整座宏伟的中医学理论大厦就全部建筑竣工了。而后世还继续不断地扩充，其著作之多，篇幅之阔，堪谓汗牛充栋。到了金元时期，我国医学学术上出现了四大学派，即刘完素强调泻火（寒凉派），张从正主张攻下（攻下派），李东垣重视脾胃（温补派），朱丹溪提倡滋阴（养阴派）。他们从不同的临床经验和不同的角度，提出了各种独到的学术见解，极大地丰富了中医学理论和治疗内容。

到了明清时期，随着时代的前进，疾病和治疗都在发展。由于当时传染病不断流行，医家在同传染病作斗争中，创立了温病学说。如吴又可亲身经历了崇祯十四年（1641 年）的大疫流行。通过对传染病的实际考察，取得了一系列新的认识，从而写出了《温疫论》一书。本书首先对传染病的病因，指出"非风非寒，非暑非湿，乃天地间别有一种异气所感"，并指出"邪从口鼻而入"，这在当时是难能可贵的。叶天士提出用卫气营血作为温病的辨证纲领，至今仍在沿用。卫气营血的不同阶段，反映出热性病热势进展的深浅和机体受热邪损害程度的不同。外感温病，一般多由卫分开始，经气分、营分、血分渐次深入。吴鞠通通过长期临床实践，提出温病以三焦辨证为纲领，与仲景六经分证，叶天士卫气营血分证有一纵一横、相辅相成的作用。正如吴鞠通所说："伤寒论六经，由表入里，由浅及深，须横看，本论论三焦，由上及下，亦由浅入深，须竖看，与伤寒论为对待文字，有一纵一横之妙。"

二、中医学理论体系中的唯物辩证观

（一）唯物观

1. 物质是第一性的观念

中医学认为世界是物质的，人也是物质的，并认为精（气）是生命的本源物质，气又是维持生命活动的物质基础。

2. 形体和精神的关系

形体和精神的关系，也即是物质和精神的关系。辩证唯物主义者认为，物质是第一性的，神是第二性的，而中医学在形神统一观中首先提出形体是第一性的,"人始生,先成精……"的理论,就充分说明了这一点。

3. 疾病可知,又可防治

导致疾病的发生不外乎自然界和人体两个方面,因而要从自然界和人体本身去寻找病源,以说明病理变化。

(1) 邪之生 $\begin{cases} \text{生于阴——饮食居处,阴阳喜怒} \\ \text{生于阳——风雨寒暑} \end{cases}$

生于阴、生于阳的阴阳,指对发病部位而言。

阴阳喜怒的阴阳,指房事而言。

(2) 正气与发病的关系 $\begin{cases} \text{正气存内,邪不可干} \\ \text{邪气所凑,其气必虚} \end{cases}$

(3) 病之前后 $\begin{cases} \text{未病之前——重视形体和精神的调养} \\ \text{既病之后——早发现、早治疗、防止传变} \end{cases}$

(二) 辩证观

中医学认为宇宙间一切事物,既彼此联系,相互制约,而又处于动的状态。人在"气交"之中,与自然界是息息相关的,故认为人是自然界的一个组成部分,而人体内部也是一个有机的整体,这就是中医学整体观念的实质。

人是一个形神统一的整体,形体是第一性的,但精神意识对形体健康的反作用是相当明显的,如"怒伤肝""喜伤心"等。

辩证观点还体现在治疗方面,如标本缓急、正治反治、异法方宜和病治异同等。

三、中医学的基本特点

中医学对人体的生理、病理、诊断、治疗、预防等方面的研究,都有着自己的特点,概括起来,不外乎整体观念和辩证施治两个方面。

(一) 整体观念

中医学理论体系的形成和发展,受到我国古代朴素的辩证法思想的深刻影响,故其在理论体系中突出地反映出朴素的对立统一的观点。主要体现在两个方面:一是认为人体是一个有机的统一整体,二是人与自然界的统一关系。因此,对于中医学的生理、病理、诊断、治疗等理论或学说,都要从整体观念的角度去理解和掌握。

1. 人体是有机的整体

中医学认为人体与外界环境之间、脏腑组织之间都是相互联系、相互影响、相互促进、相互制约的，从而构成一个有机的整体。

2. 人与自然界的统一性

自然界是人类生存的必要条件，而自然条件的变化又必然影响到人体。

（1）季节气候对人体的影响：自然界是运动不息而变化着的，在一年之中，就有春温、夏热、长夏湿、秋凉、冬寒四时不同的气候。生物在这种四时气候变化的影响下，就会有春生、夏长、长夏化、秋收、冬藏的规律性变化。例如：

$$
气血活动
\begin{cases}
温暖季节：阳气发泄，气血趋于表
\begin{cases}
多汗少尿 \\
脉浮大
\end{cases} \\
寒冷季节：阳气收敛，气血趋于里
\begin{cases}
少汗多尿 \\
脉沉小
\end{cases}
\end{cases}
适应性调节
$$

从而维持和调整人体与自然的统一。

故《灵枢·五癃津液别论》说："天暑衣厚则腠理开，故汗出……天寒则腠理闭，气涩不行，水下留于膀胱，则为溺与气。"

（2）昼夜晨昏对人体的影响：

$$
一日分为四时
\begin{cases}
朝为春 \\
午为夏
\end{cases}
人体阳气发生而渐隆盛 \\
\begin{cases}
暮为秋 \\
夜半为冬
\end{cases}
人体阳气衰弱，趋内而闭藏
$$

《灵枢·顺气一日分为四时》说："以一日分为四时，朝则为春，日中为夏，日入为秋，夜半为冬。"

《素问·生气通天论》说："故阳气者，一日而主外，平旦人气生，日中而阳气隆，日西而阳气已虚，气门乃闭。"

平旦：是太阳初出的时候。

阳气：指人体的卫气。

人气：指人体的阳气。

气门：指汗孔。

（3）地区方域对人体的影响：我国地域辽阔，南北寒热多殊，地势高下不同，因此，地区气候的差异、地理环境和生活习惯的不同，对人体的生理活动也有一定的影响。如生活在南方的人，对炎热气候比较适应；生活在北方的人，对寒冷的气候比较适应；高原地区对空气稀薄有较大的适应能力；等等。一旦异地而处，环境突然改变，往往出现水土不服的现象。但经过一段时间的锻炼，就能完全适应新的环境。

下面再讲一下自然界对人体病理的影响：人体适应所处环境的变化，以保持正常生理活动的能力，是有一定限度的，如果外界的变化，超过了人体的适应功能，或者由于人体调节功能失常，不能做出适应性调节时，就有发生疾病的可能。

1. 季节气候变化与疾病的关系

（1）季节性多发病：例如，春多温病，夏多胃肠病，秋多疟疾等。

（2）时令气候对慢性疾病的影响：如哮喘病多在冬季加重，风湿性关节炎多在阴雨天气加重。

2. 昼夜晨昏与疾病的关系

一般来说，疾病大多在早晨至上午比较轻，下午至夜间比较重。这与人体阳气存在生、长、收、藏规律有关。

3. 地理环境与疾病的关系

南方多有温热疾患，山区多瘿病。

明确了人与自然的关系，不仅能被动地适应自然，更能主动地改造自然，和自然作斗争，从而提高健康水平，减少疾病的发生。正如《素问·气交变大论》说："夫道者，上知天文，下知地理，中知人事，可以长久，此之谓也。"

（二）辨证论治

辨证论治，是中医临床学的特点，也是中医理论在临床实践中的具体运用。

辨证论治，包括辨证和论治两个阶段。辨证是论治的必要前提，论治是辨证的必然目的。辨证论治的过程，也就是临床诊断和治疗的全过程。

辨证论治，不同于"对症疗法"。"证"是疾病过程中病邪、病变部位、病变性质和邪正斗争形势等方面的概括，并指示治疗方向。例如，阳虚这个证，无论是慢性肾炎，或是慢性心衰，只要出现水肿而有阳虚的证候，都可以用温阳化气利水的方法治疗，这就是"异病同治"。因为主要矛盾相同，就可采用相同的治疗方法。反之，同一疾病，其主要矛盾不同，在治疗上也就不同。

例如：

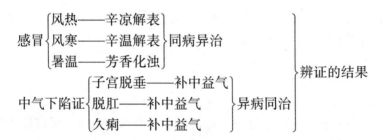

四、《中医基础理论》的主要内容

《中医基础理论》的主要内容，这里不具体讲了，待学完本门课之后，就自然明白了，兹提出几点意见，作为学习的参照。

1. 学习目的

（1）为学习其他各科打下基础，并指导今后的临床实践。

（2）继承发扬祖国医药学遗产，为人类健康事业服务。

2. 态度与方法

（1）态度：端正学习态度，纯正学习思想，有信心、有决心、有毅力、坚韧不拔、刻苦钻研。同时要以辩证唯物主义和历史唯物主义观点，正确对待中医学术，不要轻易采取否定态度。正确对待中西医两个不同的理论体系，不要生搬硬套。

（2）方法：①循序渐进，由浅入深，扎扎实实，打好基础。②勤于思考，重在理解。③善于抓纲、抓重点，做到纲举目张，以点带面。④记好课堂笔记。

第二章　阴阳五行

阴阳五行观念，在开始时是很简单的，是人们在实际生活中体验出来的。这一观念最迟应该说是发生于殷代，到了春秋时，人们对这一观念又有了进一步认识，如《春秋左氏传》说："天生五材，民并用之，废一不可。"

古人在生活实践中，对物质世界的认识，是从自然现象开始的，经过了长期的观察，从而认识到：

（1）自然界一切事物是运动不息的，如日月星辰的运动，四时寒暑的变迁，发现宇宙是一个运动不息的变化着的统一整体。

（2）事物变化发展的过程，一般经历着生、长、壮、老、已的各个阶段。这个过程，不是简单的重复，而是每变化一步，就推动事物向前发展一步。

阴阳五行学说，属于我国古代的哲学范畴，它认为世界是物质的，而且认识到事物是不断运动变化着的，这在当时历史条件下，对于反对巫神迷信思想，起着很重要的作用。将阴阳五行学说运用到医学领域，已有它的具体内容，对中医理论体系的形成和发展，有着极为深刻的影响，直至目前，仍有很重要的临床应用价值。当然，由于历史条件的限制，阴阳五行学说不能与现代的科学的唯物辩证法等量齐观。因此，对待阴阳五行学说，应以辩证唯物主义和历史唯物主义的观点，取其精华，弃其糟粕，使它更好地为医疗实践服务。

一、阴阳学说

1. 什么是阴阳

阴阳是代表互相对立而又统一的两个概念，它既代表两个相互对立的事物，又代表同一事物内部所存在的相互对立的两个方面。因此，可以说阴阳是一切事物或现象矛盾双方的概括。这些概括是从各种事物中体验出来的，是古代的"两点论"。

2. 阴阳是物质变化的总纲

古代劳动人民在长期生活实践中，通过对各种自然现象的观察，在相当程度上做比较分析，并归纳分类，最后从感性认识提高到理性认识的概念，就是阴阳。进而认识到阴阳双方的相互依赖、相互斗争和不断运动的内在联系，是自然界各种事物生长变化和消亡的根源，故《素问·阴阳应象大论》说："阴阳者，天地之道也，万物之纲纪，变化之父母，生杀之本始，神明之府也。"

天地之道：指宇宙间或自然界的规律。

万物之纲纪：大的叫纲，小的叫纪，即天地万物，无论大小，都归纳到阴阳里面去。

变化之父母：物生叫作化，物极叫作变。父母可作根源解，意思是说，阴阳是万物生长变化的根源。

生杀之本始：张景岳曰："春为阳始，夏为阳盛，阳始则温，温则生物，阳盛则热，热则长物。秋为阴始，冬为阴盛，阴始则凉，凉则收物，阴盛则寒，寒则藏物，此阴阳生杀之道也。"

神明之府也：万物变化莫测谓之神，显露于外谓之明，府为藏物之处。神明之府，即是阴阳是神明变化的处所。

3. 阴阳属性和可变性

由于阴阳代表事物的两个方面，其性质都是对立的，所以阴阳代表事物的两种属性，具有普遍性。概括起来，凡属动的、热的、在上的、向外的、明亮的、兴奋的、强壮的等为阳；反之，凡属静的、寒的、在下的、向内的、晦暗的、衰退的、抑制的、虚弱的等为阴。例如：

$$
\begin{array}{ccccc}
天 & 日 & 昼 & 火 & 热 ——阳 \\
| & | & | & | & | \\
地 & 月 & 夜 & 水 & 寒 ——阴
\end{array}
$$

为什么把这些对立的双方说成属阴或属阳呢？这是因为事物的属性不同，才决定事物的内在特性。

但是，事物的阴阳属性不是绝对的、不变的，而是相对的、可变的。在一定的条件下，随着事物对立面的转变而变化。例如：

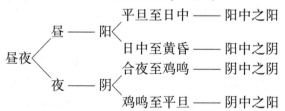

这说明了事物阴阳属性的相对性，同时也说明了阴阳是可分的。阴阳之中复有阴阳，无论是阴的一面，或是阳的一面，其内在联系又包含着阴阳的对立面，更表达了事物内在的复杂性。

由此可见，阴阳在事物发展过程中，是相互对立的，在对立之中，又有对立的关系，也就是阴阳相对的相对性。这种事物既相互对立而又相互联系的现象，在自然界里是无穷无尽的。所以《素问·阴阳离合论》说："阴阳者，数之可十，推之可百，数之可千，推之可万，万之大，不可胜数，然其要一也。"

　　阴阳不是什么具体物质，而是从自然中，十、百、千、万，大小不一的事物中体验出来的两种属性。所以张景岳说："阴阳者，有各无形，包罗万物者也。"马莳也说："阴阳各有形色所属，而无形体可泥。"意思是说，万事万物之中，都具有阴阳的两种属性，但不能局限为某一特定事物。古人认为自然界一切物质的运动变化，都离不开阴阳的对立统一关系，运用阴阳来认识客观事物，是愈分愈细，能说明无穷无尽的事物变化，但其主要的道理，亦不外阴阳对立统一的规律。所以阴阳之道，合之则一，散之则十、百、千、万，亦无非阴阳之变化，故曰："然其要一也。"

（一）阴阳学说的基本内容

1. 阴阳的对立制约

二十四节气顺序

正——立春、雨水	二——惊蛰、春分	三——清明、谷雨	四——立夏、小满	五——芒种、夏至	六——小暑、大暑	七——立秋、处暑	八——白露、秋分	九——寒露、霜降	十——立冬、小雪	十一——大雪、冬至	十二——小寒、大寒

　　阴阳是事物的两种属性，其性质是对立的，如上与下、左与右、动与静、出与入、升与降、昼与夜、明与暗、寒与热、水与火等。既然对立，就有制约，有制约才能达到平衡协调。

　　从自然界来说，春夏为阳，气候湿热；秋冬为阴，气候寒冷，其性质是对立的。当夏季最炎热的时候，酷暑未去，却已产生了"夏至——阴生"的阴寒苗头；当冬季最寒冷的时候，严寒未去，却又产生了"冬至——阳生"的阳热苗头。这样寒胜热、热胜寒，斗中有制、制中有斗，就推动了事物的变化和发展。

　　从人体来说，阴阳也是相互对立、相互制约的，如果一方面太过，就会引起另一方面的不足；相反，一方面的不足，也会导致另一方面的太过。例如：

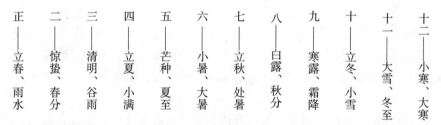

火多而水少，阴不能敌阳

↑

阳胜——功能亢进——阴液受损——"阳胜则阴病"

阴胜——功能衰退——阳气受损——"阴胜则阳病"

↓

水多而火少，阳不能敌阴

由此可见，阴阳无论在自然界、在人体都是相互制约，相互消长的，通过相互制约和相互消长，使事物不断处于协调平衡状态，以推动事物的发展和变化。否则，在自然界就要发生异常变化，在人体就要发生疾病。

2. 阴阳的互根互用

"原来矛盾着的各方面，不能孤立地存在。假如没有和它作对的矛盾的一方，它自己这一方就失去了存在的条件。"（矛盾论）阴阳双方也是如此。阴阳各以对方为自己存在的前提，即没有阴就无所谓阳，没有阳也就无所谓阴，犹如没有上就无所谓下一样。

祖国医学把事物对立两方面的相互依存，相互贯通，相互制约，相反相成关系，叫作"阴阳互根"，即阴根于阳，阳根于阴。阴和阳是相辅相成的，阴中有阳，阳中有阴，相互抱合，彼此融洽，但阴仍是阴，阳仍是阳，各不相混。如果阴阳间失去了互根作用，就会出现"孤阴不生，独阳不长"的情况。

阴阳互根的观点，在中医学的理论中，广泛用于生理、病理、诊断和治疗等各方面。如《素问·阴阳应象大论》说："阴在内，阳之守也；阳在外，阴之使也。"

守，有守备或基础的意思，是说在内的物质是静而守的，是外在功能活动的物质基础。

使，含有用或作用的意思，是说在外的功能活动，是在内的物质的作用。

这是说明了物质（属阴）和功能（属阳）的关系。

阴阳互根的观点，还体现于对疾病发展过程的观察和认识，如阳虚的病症，在阳虚到一定程度时，由于"无阳则阴无以化"，可进一步出现阴虚，称为"阳损及阴"。同样，阴虚的病症，在阴虚到一定程度时，亦可由于"无阴则阳无以生"，进一步引起阳虚，称为"阴损及阳"。

人体正常生理活动，就是阴阳协调平衡的结果，如果这种关系遭到破坏，甚则"阴阳离决，精气乃绝"而死亡。

离即分离，决是决裂。精气指人的生机，即精气神。阴阳离决，则阴为孤阴，阳为孤阳，孤阴不去，独阳不长，两相离决，不生不长，必致精竭气散，如失水暴脱、大汗亡阳、失血亡精等症，最后出现四肢厥冷，脉微欲绝，导致死亡。正如张景岳曰："有阳无阴则精绝，有阴无阳则气绝，两相离决，非病则亡。"

3. 阴阳的消长平衡

阴阳双方并不是处于静止不变的状态，而是在一定限度、一定时间内，此消彼长，此进彼退，不断运动变化，以维持相对的平衡。这一动的现象，就称之为"阴阳消长"。例如：

四时气候的变化：

$$冬寒 \longrightarrow 春温 \longrightarrow 夏热 \longrightarrow 秋凉 \longrightarrow 冬寒$$

阴消阳长　　　　　阳消阴长

动态平衡

由于四时气候有阴阳消长的变迁，所以才有寒热温凉的不同变化。

人体生理变化：

$$白天 \longrightarrow 黑夜 \longrightarrow 白天$$

兴奋→抑制　抑制→兴奋

（阳消阴长）（阴消阳长）

动态平衡

由于阴阳双方的相互制约关系，阴阳的消长，不能超出一定的限度，经常维持在相对平衡状态。如果超过了这个限度，破坏了相对的平衡，就要出现偏盛偏衰的病理变化。

偏盛
阴阳失调＜　　　＞疾病发生
偏衰

因此，在诊治疾病的过程中，要审察阴阳，协调阴阳，使其重新恢复到平衡协调状态。

4. 阴阳的相互转化

事物阴阳的两方面不是静止的、不变的，而是在一定的条件下，可以各自向相反的方面转化。也就是说，在一定的条件下，当阴阳两方面的消长运动到了一定的阶段，阴可以转化为阳，阳可以转化为阴。"转化"是阴阳两个方面运动变化的结果。如果说，在一个事物的变化过程中，阴阳消长是一个量变过程的话，则阴阳的转化，即是一个质变的过程。

阴阳相互转化是有其内在因素的，新事物的生成，即倚伏着败亡之因素；旧事物的败亡，也孕育着新事物产生的因素。故《素问·六微旨大论》说："夫物之生从于化……"

阴阳间的转化，必须具备一定的条件。即阴阳在一定条件下和一定阶段内，是可以相互转化的，故《素问·阴阳应象大论》说："重阴必阳，重阳必阴"，"寒极生热，热极生寒"。"重"是盛的意思，"极"是到了极端、极度阶段，重和极就是转化的条件。例如：

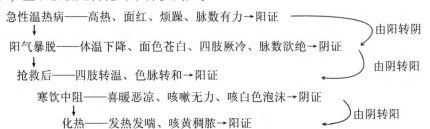

以上几个方面，是阴阳学说的基本内容，它们是互相影响、互相联系、互为因果的。理解了这些基本观点，进而理解中医学对阴阳学说的运用，就比较容易了。

（二）阴阳学说在中医学中的应用

在中医学里，阴阳常被应用于生理、病理、辨证、治疗等各个方面，以说明和解释医学上的一些问题。

1. 说明人体的组织结构

人体上下内外各部分之间，都存在着阴阳对立统一的关系，故《素问·宝命全形论》说："人生有形，不离阴阳。"

（1）上下分阴阳：人体上部为阳，下部为阴。

（2）内外分阴阳：人体外为阳（体表和四肢外侧），内为阴（体内和四肢内侧）。体表是阳气护卫的地方，故体外为阳，体内是精气储存的地方，故体内为阴。

（3）腹背分阴阳：背为阳，腹为阴。因腹向地向下，接受阳光较少；任脉循于腹，统领一身之阴，故腹为阴。背向天向上，接受阳光较多；督脉循于背，总督一身之阳，故背为阳。

（4）脏腑分阴阳：五脏为阴，六腑为阳。因五脏又以储藏为主，故为阴。六腑以排出为主，故为阳。

（5）五脏分阴阳。心肺属阳，肝脾肾属阴。各个脏器分阴阳，心有心阴心阳，肝有肝阴肝阳，脾有脾阴脾阳，等等。

2. 说明人体的生理功能

（1）功能和物质的关系：没有物质就没有功能的产生，没有功能的作用物质就不能化生，二者是相互依存，相互为用的。

（2）脏腑和活动功能的关系：

$$脏腑功能活动 \begin{cases} 兴奋、活动、上升 —— 阳 \\ 抑制、静止、下降 —— 阴 \end{cases}$$

由此可见，人体正常生理活动，就是阴阳协调的结果，故《素问·生气通天论》说："阴平阳秘，精神乃治。"

平是静的意思，秘是固的意思。

治是治理。精神乃治，即精神正常，处于有条有理之意。

3. 说明人体的病理变化

一阴一阳谓之道，偏阴偏阳谓之疾。疾病的发生，关系到"正""邪"两个方面，病邪有阴阳，正气亦有阴阳，正邪相争，必有偏胜偏衰之结果。

病理上的阴阳失调，则表现为某一方面的偏胜或偏衰，并且一方面的异常势必影响到另一方面。

（1）阴阳偏胜：

$$阳偏胜 \begin{cases} 表现热证 ——"阴胜则热" \\ 导致阴虚 ——"阳胜则阴病" \end{cases}$$

如《伤寒论》阳明病，在大热、大渴、大汗，脉洪大，大便秘的情况下，阴液必然受损，而在治疗时，并不以滋阴为主，仍用白虎汤之类以清热，承气汤之类以泻实为主，采用这种"清热""泻实"以存阴的治疗方法，目的是达到阴阳平衡。

$$阴偏胜 \begin{cases} 表现寒证 ——"阴胜则寒" \\ 导致阳虚 ——"阴胜则阳病" \end{cases}$$

如《伤寒论》少阴病寒化证，其症状表现有脉微细，但欲寐，下利清谷，四肢厥冷，背恶寒等，这是阴胜而致阳虚的现象。治疗宜逐寒回阳以消阴翳，阴翳消则阳气自复。

（2）阴阳偏衰：

阳虚——不能制阴——阴盛——虚寒证——"阳虚则寒"

如命门火衰，则阳不及而致阴盛，症见畏风、怕冷、四肢不温、困倦懒言、自汗少气等，治疗采用温阳散寒之法以扶阳消阴。

阴虚——不能制阳——阳盛——虚热证——"阴虚则热"

如阴虚而致阳亢，症见骨蒸潮热、五心烦热、头晕耳鸣、口干、盗汗等。治疗应采用滋阴潜阳等法以治之。

但须指出，阴虚阳盛，阳虚阴盛，是有阶段性的，如果任何一方虚损到一定程度时，就可导致对方的不足，出现阴阳两虚的状态。

阳虚 → 功能衰退 → 阴不化 → 阴虚
　　　　　　　　　　　　　　　　＼阴阳两虚
阴虚 → 物质亏少 → 阳不生 → 阳虚

当然，在阴阳两虚的状态，仍存在着偏虚现象。

（3）阴阳的转化：内容已如前述，兹从略。

4. 用于疾病的诊断

阴阳失调，既然是病理变化的关键所在，那么疾病的性质，亦可以概括归纳为阴阳两大类。尽管疾病错综复杂，千变万化，都可以根据阴阳变化的规律，加以分析综合，去认识疾病的本质，从而判断病证的属阴属阳。故《素问·阴阳应象大论》说："善诊者察色按脉，先别阴阳。"

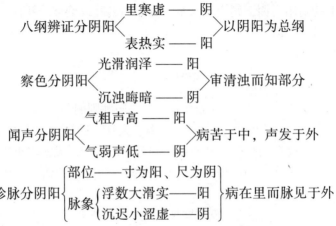

八纲辨证分阴阳 ＜ 里寒虚 —— 阴　＞ 以阴阳为总纲
　　　　　　　　　表热实 —— 阳

察色分阴阳 ＜ 光滑润泽 —— 阳　＞ 审清浊而知部分
　　　　　　沉浊晦暗 —— 阴

闻声分阴阳 ＜ 气粗声高 —— 阳　＞ 病苦于中，声发于外
　　　　　　气弱声低 —— 阴

诊脉分阴阳 ＜ 部位——寸为阳、尺为阴
　　　　　　脉象 ＜ 浮数大滑实——阳　＞ 病在里而脉见于外
　　　　　　　　　沉迟小涩虚——阴

5. 用于疾病的治疗

形成疾病的原因，出现症状的条件，都是阴阳偏盛或偏衰所致。治疗的目的，就在于调和阴阳的太过与不足，所以一切治疗原则的确定，都是为了创造条件，使失调的阴阳向着协调方面转化，故《素问·至真要大论》说："仅察阴阳所在而调之，以平为期。"

（1）确定治疗原则：

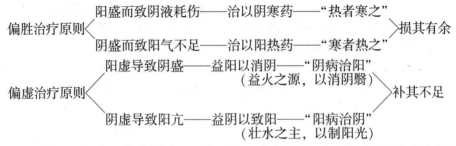

偏胜治疗原则 ＜ 阳盛而致阴液耗伤——治以阴寒药——"热者寒之"　＞ 损其有余
　　　　　　　阴盛而致阳气不足——治以阳热药——"寒者热之"

偏虚治疗原则 ＜ 阳虚导致阴盛——益阳以消阴——"阴病治阳"
　　　　　　　　　　　　　　　（益火之源，以消阴翳）　＞ 补其不足
　　　　　　　阴虚导致阳亢——益阴以致阳——"阳病治阴"
　　　　　　　　　　　　　　　（壮水之主，以制阳光）

这就是泻有余（实者泻之），补不足（虚者补之），调治阴阳偏盛偏衰的基本原则。

此外，在治疗阴阳偏衰病证时，还要考虑到阴阳互根的原理，从阳中求阴，阴中求阳，更及其妙。张景岳曰："善补阳者，必于阴中求阳，则阳得阴助而生化无穷；善补阴者，必于阳中求阴，则阴得阳升而泉源不竭。"

（2）归纳药物的性能：药物之所以能治疗疾病，亦正是用其阴阳的性能，以调节机体中的阴阳，使其能臻于相对的平衡。

在归纳药物性能上，阴阳同样具有重要的意义，药物的四气、五味、升降浮沉等一般性能，也都包含有阴阳的属性。

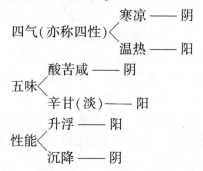

所以，临证用药，必须注意证之阴阳与药之阴阳的关系，利用药物的阴阳性质来纠正、恢复由疾病引起的阴阳失调状态，从而达到治疗的目的。

复习思考题

1. 阴阳学说的基本内容有哪些？其理为何？
2. 为什么说阴阳一方面的异常势必影响到另一方面？

二、五行学说

我国古代劳动人民在长期的生活和生产斗争实践中逐渐认识木、火、土、金、水五种物质是构成生活资料和生产资料的最基本物质，并认为这五种物质，既具有相互资生、相互制约的关系，而且在不断地运行和变化，故称之为五行。行，有运行、运动之意。

（一）五行学说的基本内容

1. 五行的特性

五行特性，虽然来自木、火、土、金、水，但实际上已超越了木、火、土、金、水具体物质的本身，而具有更广泛的含义。

$$
五行特性
\begin{cases}
木——生长、升发、条达舒畅——"曲直" \\
火——温热、升腾——"炎上" \\
土——生化、承载、受纳——"稼穑" \\
金——沉降、肃降、收敛——"从革" \\
水——寒凉、滋润、向下运行——"润下"
\end{cases}
$$

2. 事物的五行属性推演和归类

古人为了说明体内体外的整体性及它们之间的复杂关系，便把人体的脏腑组织、生理、病理现象，以及与人类生活有关的自然界事物做了广泛的联系，并用取类比象的方法，按照事物的不同性质、作用和形态等，分别归属于木、火、土、金、水五大类。为本讲义归纳表所述。

上表从横的方面看，是把不同事物进行取类比象属性的归类，以木为例：木性柔和条畅，春季多风，阳气上升，草木滋生，郁郁青青，而青葱的果木多有酸味，因此，便把木和春、东、风、生、青、酸等联系起来。结合人体来说，肝性条达舒畅，喜滋润而升发，与胆相表里，开窍于目，主筋主怒，故与木联系在一起。由此可见，医学上所沿用的五行，实际上是五种不同属性的抽象概括。

上表从纵的方面看，是表示五类事物间彼此的联系。这种关系，主要有相生、相克、相乘、相侮等方面。

3. 五行的生克乘侮

（1）生克和制化：①相生：相生是相互资生、相互助长、相互促进之意，其顺序是：木→火→土→金→水→木。

在相生的关系中，任何一"行"，都具有"生我"和"我生"两个方面的关系：生我者为母，我生者为子。所以相生的关系，又叫作"母子关系"。以木为例：

$$
水 \xrightarrow{\text{生我}} 木 \xrightarrow{\text{我生}} 火
$$

（母）　　　　（我）　　　　（子）

②相克：相克是相互制约，相互抑制之意。其顺序是：木→土→水→火→金→木。

在相克的关系中，任何一"行"，都具有"我克"和"克我"两个方面的关系。我克者叫作"所胜"，克我者叫作"所不胜"。所以五行的相克关系，又称为"所胜"与"所不胜"的关系，以木为例：

$$金 \xrightarrow[\text{所不胜}]{\text{克我}} 木 \xrightarrow[\text{所胜}]{\text{我克}} 土$$

相生和相克，都属于正常情况，只有为此，才能维持正常的协调平衡状态。生和克的结合（生中有克，克中有生），便谓之"制化"（制约生化）。例如：

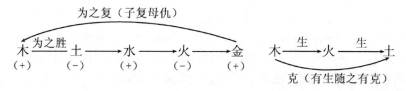

这种相生、相克的过程，也就是事物消长的过程，在这个过程中，经常出现的不平衡的消长情况，其本身就是再一次相生、相克的调节，又重复出现再一次的协调平衡。

这种在不平衡之中求及平衡，而平衡又立刻被新的不平衡所代替的循环运动，推动着事物不断变化和发展。故《素问·至真要大论》说："胜至则复，复已而胜，不复则害。"

由此可见，相生与相克是不可分割的两个方面，没有生，就没有事物的发生和成长；没有克，就不能维持事物正常协调下的变化，就会出现亢进无度而为害。故《素问·六微旨大论》说："亢则害，承乃制。"

（2）乘侮：五行正常生克关系失常后，就会出现当生不生，当制不制，或相生不及，相制太过等病理现象。五行学说则称之为"相乘相侮"。

乘，有乘虚侵袭之意，相乘即是相克太过。

侮，有恃强凌弱之意，相侮即是反克。

$$木 \xrightarrow{乘} 土 \xrightarrow{乘} 水 \xrightarrow{乘} 火 \xrightarrow{乘} 金 \xrightarrow{乘} 木$$

$$木 \xrightarrow{侮} 金 \xrightarrow{侮} 火 \xrightarrow{侮} 水 \xrightarrow{侮} 土 \xrightarrow{侮} 木$$

这种相互间的关系失去正常协调的表现，对于人体来说，即是病理现象。例如：

$$
\begin{array}{l}
\text{土} \xleftarrow{\text{乘}} \boxed{\text{木}} \xrightarrow{\text{侮}} \text{金} \\
\qquad\quad \text{太过} \\
\text{土} \xrightarrow{\text{侮}} \boxed{\text{木}} \xleftarrow{\text{乘}} \text{金} \\
\qquad\quad \text{不及}
\end{array}
\left.\begin{array}{l} \text{盛者益盛} \\ \text{虚者益虚} \end{array}\right\} \text{生化之机，紊乱败坏}
$$

正如《素问·五运行大论》说："气有余，则制己所胜而侮所不胜；其不及，则己所不胜，侮而乘之，己所胜，轻而侮之。"

（二）五行学说在中医学说中的应用

中医学的五行学说，主要是解释人体内脏的生理活动和病理变化，以及相互的关系，作为分析、研究、归纳、判断的依据。

1. 说明五脏的生理功能及其相互关系

中医学应用五行是以内脏为基础的，分别用木、火、土、金、水代表人体内脏的属性，即肝属木，心属火，脾属土，肺属金，肾属水。其在生理上的运用，主要有两个方面：一是以五行的特性来说明五脏的生理活动特点；一是以五行的生克关系来说明人体脏腑组织之间生理功能的内在联系。因为任何一个脏器组织的生理活动，都是整个人体生理活动的组成部分。它都影响着其他脏器组织，而其他脏器组织的变化活动，也必然影响着它，它们之间，无不存在着相互资生、相互制约的关系。但必须指出，在探讨内脏的生理时，应结合脏腑本身的生理功能实际，在探讨内脏的病理时，应结合疾病的本质和具体病情，决不能离开实际而空谈生克乘侮，更不能机械地生搬硬套。故《素问·玉机真藏论》说："然其卒发者，不必治于传，或其传化有不以次。"

2. 说明五脏病变的相互影响

（1）相生关系的传变：包括"母病及子"和"子病及母"两个方面。例如：

$$
\text{母病及子}\begin{cases} \begin{array}{l}\text{肾}\\ \text{(不及)}\end{array}\xrightarrow[\text{母病及子}]{\text{水不涵木}}\text{肝}\longrightarrow\text{肝肾阴虚，肝阳上亢} \\[2ex] \begin{array}{l}\text{肾}\\ \text{(太过)}\end{array}\xrightarrow[\text{母病及子}]{\text{水多木腐}}\text{肝}\longrightarrow\text{水寒为患，生机消沉} \end{cases}\left.\vphantom{\begin{array}{c}a\\b\end{array}}\right\}\text{肝肾同病}
$$

$$
\text{子病及母}\atop\text{(子盗母气)}\begin{cases} \begin{array}{l}\text{心}\\ \text{(不及)}\end{array}\xrightarrow[\substack{\text{子病及母}\\ \text{(子盗母气)}}]{\text{血不养肝}}\text{肝}\longrightarrow\text{心肝血虚} \\[2ex] \begin{array}{l}\text{心}\\ \text{(太过)}\end{array}\xrightarrow[\text{子病及母}]{\text{心火灼肝}}\text{肝}\longrightarrow\text{心肝火旺} \end{cases}\left.\vphantom{\begin{array}{c}a\\b\end{array}}\right\}\text{心肝同病}
$$

（2）相克关系的传变：包括"相乘"和"相侮"两个方面。例如：

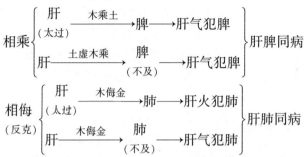

一般来说，母病及子和相侮的病情较轻浅，子病犯母和相乘的病情较深重。

3. 用于诊断和治疗

（1）用于诊断：五脏与五色、五音、五味，以及相关脉象的变化，在五行分类上，有着一定的联系。所以在临床诊断时，综合望、闻、问、切四诊所收集的信息，根据五行的所属及其生克乘侮的变化规律，以推断病情。例如：

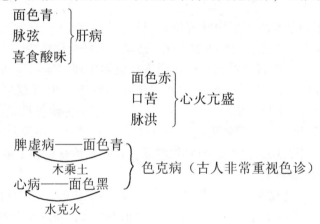

声音：肝怒声呼心主笑，脾为思念发为歌，
肺金忧虑形为哭，肾主呻吟恐亦多。

五音：宫、商、角、徵、羽。其为古代的五音，又称五声。宫为土音，其声重厚，大而和。商为金音，其声敏疾，轻而劲。角为木音，其声圆长，调而直。徵为火音，其声抑扬连续，和而长。羽为水音，其声低平掩映，沉而深。这种五音，原来是讲音乐的，后来有人用于医学的闻诊。

（2）用于治疗：内脏生克关系失常后，就要表现出病理状态。不管哪一脏功能的太过或不及，往往会影响到其他脏器。因此，五行理论在治疗方法上，有着重要指导意义。临床常用的有以下几个方面。

①治未病之脏：根据五行生克的关系，调治本脏，预顾他脏，以防传变。如《难经·七十七难》说："见肝之病，则知肝当传之于脾，故先实其脾气。"《金匮要略》说："见肝之病，知其传脾，当先实脾。"

②以相生治：相生治 $\begin{cases} 原则——"虚则补其母，实则泻其子" \\ 方法 \begin{cases} 滋水涵木，益火补土，培土生金，金水相滋 \\ 肝火泻心法 \end{cases} \end{cases}$

③以相克治：相克治 $\begin{cases} 原则——抑强扶弱 \\ 方法——抑木扶土，培土制水，佐金平木，泻南补北 \end{cases}$

此外，在针灸疗法和精神疗法上，亦多采用五行生克理论，以指导治疗。

上述治疗方法，都是通过临床实践，运用五行生克的理论而总结出来的，仍有实际意义。但须指出，在运用这些理论时，必须紧密结合临床实际，绝不要机械地生搬硬套。

小结

（1）阴阳是自然界许多事物或现象共同具有的矛盾对立的名词，可代表和概括事物的体象和属性，说明事物变化、运动和发展的规律性。

（2）阴阳学说，以其独特理论，说明人体脏器生理功能、病理现象和病变机转，作为临床诊断及指导治疗的基本法则。如正常生理现象，可谓之"阴阳调和"，疾病发生，可谓之"阴阳失调"，病理机转可谓之"阴阳偏胜"，临床辨证，可谓之"辨别阴阳"，治疗目的，可谓之"协调阴阳"等。

（3）阴阳是相互的，而不是绝对的对立，是相互依存，相互制约，相互联系，相互协调的统一性。

（4）五行生克制化规律，是古代朴素的唯物辩证法的理论产物，也是劳动人民向疾病作斗争的理论工具之一，但是，很不全面，局限性很大。

（5）五行的运动规律，就是生克制化，这种规律，是通过"亢则害，承乃制"的演变过程，保持着正常的平衡。

（6）阴阳和五行学说，在实际运用的过程中，常常是不可分割的，都是以脏腑、经络等作为客观依据的；都是以自然现象的变化规律去分析、研究、归纳、解释人体生理活动和病理变化的。如肝脏属阳、属木，其生理是应春阳而主升发，其性喜条达而主疏泄。所以说，阴阳之中包含着五行，五行之中也包含着阴阳。因此，两者总是相互联系的，其差异只是阴阳学说概括性较高，原则性较大；五行学说的概括性较具体，个别性较大。两者结合起来，就能更深入、具体地阐明人体极为复杂的一些生理病理变化。

（7）阴阳五行这个古老的学说，已长期和中医临床实践相结合，成为中医学上的传统概念，至今仍起着重要作用。所以，我们要用"一分为二"的观点，从实际出发，对它进行总结、研究，以便更好地为医疗实践服务。

复习思考题

五行学说的基本内容是什么？请详述其理。

第三章　藏　象

一、藏象的含义

藏象学说，是以脏腑为基础，其内容比较广泛，包括了人体内脏的解剖、生理、病理及辨证论治等许多方面，是中医基础理论的重要组成部分，是中医辨证论治的主要理论依据。离开了藏象学说，就不能认识任何疾病的实质及其内部联系。正如唐容川所说："业医不知脏腑，则病源莫辨，用药无方。"

　　藏——藏也——藏居于内的脏器
　　象——形象——形见于外的生理、病理现象

藏象学说，与现代医学脏器的概念不完全相同，在解剖、生理、病理等方面都有着一定的差异。中医学认为脏腑，一方面指实质脏器，另一方面，指不完全和实质脏器一致的一组生理功能活动和病理变化。例如：

$$
\text{生理}
\begin{cases}
\text{心}
\begin{cases}
\text{西医——主管血液循环}\\
\text{中医——既主"血脉"，又主"神志"}
\end{cases}\\
\text{肾}
\begin{cases}
\text{西医——主管泌尿}\\
\text{中医——既主泌尿，又主"藏精"}
\end{cases}
\end{cases}
$$

$$
\text{病理}
\begin{cases}
\text{原发性高血压}
\begin{cases}
\text{西医——心血管疾病}\\
\text{中医——常是肝肾的一种病理反应}
\end{cases}\\
\text{神经衰弱}
\begin{cases}
\text{西医——高级神经活动异常}\\
\text{中医——常是心、脾、肾的一种病理反应}
\end{cases}
\end{cases}
$$

因此，首先要了解中医这些基本概念，不能单纯用西医的解剖学、生理学、病理学等观点去理解它，更不能完全把它与现代医学所称的脏器相等同。

二、藏象的范围

藏象，包括人身内外一切器官组织和功能，范围比较广泛，但归纳起来，不外狭义和广义两个方面：

$$
\text{藏象}
\left.
\begin{cases}
\left.
\begin{array}{l}
\text{五脏（心、肝、脾、肺、肾）}\\
\text{六腑（胆、胃、大肠、小肠、膀胱、三焦）}
\end{array}
\right\}\text{狭义的}\\
\text{经络、五官、九窍}\\
\text{奇恒之腑（脑、髓、骨、脉、胆、女子胞）}
\end{cases}
\right\}\text{广义的}
$$

五官：鼻、眼、口唇、舌、耳。官是职守之谓。

九窍：有两种说法：①眼二、鼻孔二、耳二、口、前阴、后阴。②眼二、耳二、鼻孔二、口、舌、喉。

三、藏象的理论

古人是以阴阳五行、人与自然相适应的理论来论述藏象的功能活动的。认为人体一切复杂的生命活动，均属于内脏，举凡能够推动与调整功能活动和适应周围环境的高级生理现象，也都在属功能范畴之内，故《灵枢·本藏》说："五脏者，所以参天地，副阴阳，而连四时，化五节（五行的节序）者也。"所以内脏的活动，实质上是人体整个生命活动，因而认为脏腑的功能活动，不是孤立进行的，而是相互制约、相互依存的。在整体的观点指导下，来论述脏与脏，腑与腑，内脏与体表组织器官，外在环境与人体的内脏，全身各部组织与精神活动等，形成了内外协调的统一体，这就是藏象学说的整体性。

四、藏象学说的形成

中医学的藏象理论，是古代医务人员，通过人体的大体解剖，长期的生活实践和医疗实践的观察，逐步建立了比较完整的"藏象学说"。

生活实践——体验——生理变化
医疗实践——经验——病理变化　｝建立藏象学说
大体解剖——看到——组织形态

五、脏与腑的功能区别

脏腑是内脏的总称，由于它们的功能特点不同，又有脏腑之分。脏是"藏而不泻"，为储藏精气的处所；腑是"泻而不藏"，为接受和消化食物并排泄糟粕的通道。

脏腑｛脏——藏｛精——精气血津液｛"满而不实" 藏而不泻｝｜神｛精神情志 意识思维活动｝｝以藏为主 腑——泻｛精华输泻于全身 糟粕排泄于体外｝"实而不满" 泻而不藏｝以通为用

$$
奇恒之腑\begin{cases}
五脏\begin{cases}同——藏蓄阴精，与五脏功能近似\\异——中空，与五脏形态不同\end{cases}\\
六腑\begin{cases}同——中空，与六腑形态近似\\异——藏蓄阴精，与六腑功能不同\end{cases}
\end{cases}\quad\begin{matrix}除胆外，无表\\里配合关系\end{matrix}
$$

　　奇恒之腑，形体类似腑，作用又类似脏，似腑非腑，似脏非脏，在人体中与一般脏腑的作用有所不同，故称奇恒之腑。

第四章　五脏六腑

一、心

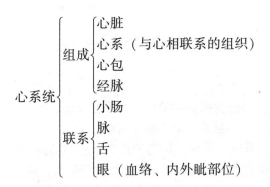

心系统 ── 组成 {
心脏
心系（与心相联系的组织）
心包
经脉
}

联系 {
小肠
脉
舌
眼（血络、内外眦部位）
}

（一）心的主要生理功能

1. 主血脉

心与血脉是密切连属的。血液含有各种营养物质，为机体生理活动所必需，脉为血行的管道而贯通于全身。人身血液之所以能够循行全身，运行不息，以营养周身，主要有赖于心脏的推动。

心＝血＝脉＝全身
↑
心气的推动（心气是推动血液运行的动力）

心气：主要指心血管系统的一些功能表现，这些功能和心阳有不可分割的联系，其表现属阳，其物质基础为心阴和心血。因此，所谓心气，不能单独理解为心阳或心火的功能，其中仍不能忽视心阴和心血对心气的作用。

心阳：指心血管系统的一些功能表现，并能宣通卫外之阳。

心阴：指心脏的阴液，为营血组成部分，有时可以理解为心血。

心血：指心及血脉中的血液，有时可以理解为心阴。为心阳心气的物质基础。

心阳、心阴的作用 {
心阳（心气）{
主精神意识
推动血液运行
}
心阴（心血）{
心阳不使偏亢
心神不使浮动
}
}

心气的强弱，能影响血脉的运行，而血脉的盛衰，也能影响心脏的正常功能。所以，心气旺盛，血脉充盈，才能心跳节律均匀，脉搏和缓有力（心率正常），精力充沛，面色红润光泽。若心气不足，血脉空虚，则面色淡白无华，脉呈细弱之象，甚则出现结、代、促、涩之脉。若气血因心和血脉运行无力，造成瘀滞，则可出现心前区憋闷和刺痛，甚则危及生命。

2. 主神志

心 $\begin{cases} \text{解剖之心（《难经·四十二难》："心重十二两，中有七孔三毛，盛精} \\ \qquad\qquad\qquad\qquad\qquad\qquad\qquad\qquad\qquad\qquad\qquad \text{汁三合。"）} \\ \text{神明之心（"心者，五脏六腑之大主也，精神之所舍也。"心者君主} \\ \qquad\qquad\qquad\qquad\qquad\qquad\qquad\qquad\qquad\quad \text{之官，神明出焉。）} \end{cases}$

神有广义和狭义之分：

神 $\begin{cases} \text{广义——生命活动的外在表现，如视、听、言、动等} \\ \text{狭义——精神意识，思维活动} \end{cases}$

中医学的神，可以说是对人的精神意识，思维活动，以及脏腑、精、气、血、津液活动外在表现的高度概括。并认为这些活动，是由心所主，起着调节五脏六腑，维持人体内外环境统一的重大作用。故《灵枢·邪客篇》说："心者，五脏六腑之大主也，精神之所舍也。"人的精神意识、思维活动与五脏皆有关系（心主喜，肝主怒，脾主思，肺主悲，肾主恐），而五脏之情志又统由心所主。

血液是神志活动的物质基础，人的血液旺盛，则思维活动能力就强盛，血液不足，则思维活动能力就减弱。可见，心主神志的功能与心主血脉的功能是密切相关的。从病理来看，这种关系，也是非常明显的，例如：

心血（阴）虚 $\longrightarrow$ 阴不藏阳 $\longrightarrow$ 心神浮动 $\begin{cases} \text{心神不宁} \\ \text{失眠} \\ \text{多梦} \\ \text{健忘} \\ \text{悸烦不安} \end{cases}$

心主神志这种理论，在目前仍然有着指导临床实践的意义，如临床见到的精神失常、神志昏迷等病，采用走心经的药物治疗，就能获得疗效。如：

心火偏旺 $\begin{cases} \text{炼液成痰——痰迷心窍——昏迷} \\ \text{热扰心神——心神失明} \begin{cases} \text{谵妄} \\ \text{昏迷} \end{cases} \end{cases}$ $\begin{matrix} \text{清心火，佐以化} \\ \text{痰开窍药物治疗} \end{matrix}$

(二) 心的在志、在液、在体和在窍

1. 在志为喜

$$
喜\begin{cases}
正常——气和志达、营卫通利 \\
病态\begin{cases}
心有余——喜笑不休 \\
心不足——易愁
\end{cases}
\end{cases}
$$

喜为心之志，心又主神志。过喜和五志过极均可伤心而为病。

2. 在液为汗

心与汗的关系，主要是因为心主血，而津液又与血有互相转化关系，汗液为津血所化的缘故。

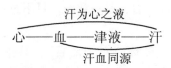

汗之所以能出，主要是阳气和卫气作用的结果。

$$
\left.\begin{array}{l}
阳气——蒸化津液 \\
（阳加于阴谓之汗） \\
卫气——护卫腠理
\end{array}\right\}汗出
$$

腠理：①指皮肤、肌肉和脏腑的纹理。②指皮肤与肌肉交接的地方，又称"皮腠"。

3. 在体合脉，其华在面

由于心主血脉，因此，全身血脉又都连属于心。

$$
其华在面\begin{cases}
正常——红润光泽 \\
异常\begin{cases}
心气不足——面色㿠白、晦滞 \\
血脉空虚——色淡无华 \\
血脉瘀滞——青紫
\end{cases}
\end{cases}
$$

为什么"其华在面"？与面部组织薄嫩、血管丰富有关。正如《灵枢·邪气脏腑病形》说："十二经脉，三百六十五络，其血气皆上于面而走空窍。"

4. 在窍为舌

心开窍于舌，是说心的功能与舌是沟通的。心与舌的关系是通过经络相连通的（心经的别络上行于舌）。故又称舌为"心之苗"。

$$
舌\begin{cases}
功能\begin{cases}主司味觉\\表达语言\end{cases}是心主血脉，主神志的作用\\
正常\begin{cases}舌体柔软红润、灵活\\味觉灵敏、语言流利\end{cases}\\
病变\begin{cases}
虚\begin{cases}心阳不足——淡白胖嫩\\心阴不足——红绛瘦瘪\end{cases}\\
实\begin{cases}心火上炎——舌红、生疮\\心血瘀阻——暗紫、瘀斑\end{cases}\\
神志——舌卷、舌强、语塞、失语
\end{cases}
\end{cases}
$$

［附］心包络：其内容，见本讲义，兹从略。

心包与心，从辨证角度上看，是一致的。只不过反映病情的浅深轻重程度不同而已。

总之，心为一身之主，故称"君主之官"，其主要功能是主血脉，主神志，血液的运行，有赖于心气的推动，神志的灵敏不昧有赖于心血的滋养。故又有"心无气不行，无血不用"之说（《本草求真》）。心虽属阴，而功能主阳，故又称心为"牡脏"（阳脏）。心之阳气，一方面发挥温煦作用，保持心脏本身的生理功能；另一方面温通血脉维持整体生命活动，使之生机不息。人们常把心阳喻之为人身之"日"。

复习思考题

1. 何谓心主血？心气的主要生理作用是什么？
2. 何谓心藏神？心神有什么重要生理作用？
3. 心主血与心藏神的生理功能之间有何联系？
4. 为什么说心之液为汗？有何意义？
5. 为什么说"舌为心之苗"？舌的主要功能是什么？
6. 你对心为阳脏是怎样理解的？

二、肺

中医学对肺的功能阐述，不仅指呼吸系统的功能，还包括了西医学体液调节，血液循环的部分功能及皮肤卫表的防御功能在内。

（一）肺的主要生理功能

1. 主气，司呼吸
肺主气，包括两个方面。

（1）主呼吸之气：人体通过肺的呼吸作用，进行内外的气体交换，以呼浊吸清，吐故纳新。所以《医宗必读》说："肺叶白莹，谓之'华盖'，以覆诸脏，虚如蜂窠，下无透窍，吸之则满，呼之则虚，一呼一吸，消息自然，司清浊之运化。"说明肺本身具有呼吸之功能。

（2）主一身之气：肺不仅主呼吸之气，而且主一身之气，即各脏腑组织功能活动。首先体现于气的生成，尤其是宗气的生成。宗气是由肺吸入之清气与水谷化生之精气结合而成。它渗润于血脉之中而宣发输布于全身，以维持各脏腑组织的正常活动，这是肺主一身之气的一个主要方面。另一方面，肺对全身气机具有调节作用，以保持全身之气的升降出入运动。故《素问·五脏生成篇》说："诸气者，皆属于肺。"总之，肺主一身之气，主要取决于肺的呼吸功能。

从病变方面，更可看出肺主气的重要作用。例如：

$$病变\begin{cases}肺气不足\begin{cases}呼吸无力\\宗气亏乏\end{cases}全身倦怠\\肺气衰竭——呼吸停止——生命死亡\end{cases}$$

2. 主宣发和肃降

宣发是宣散发布的意思，是肺向上向外的功能。其生理体现有三：

（1）通过肺的气化，及时排出体内浊气。

（2）由于肺气的推动，能收津液，水谷精微，运行散布于全身各处，内而脏腑经脉，外而肌肉皮毛，无处不有，无处不到。故《灵枢·决气篇》说："上焦开发，宣五谷味，熏肤，充身，泽毛，若雾露之溉，是谓气。"

（3）宣发卫气，调节腠理之开合。

肃降，即清肃下降之意，是肺气向下的功能。其生理体现亦有三：①吸入清气，保持机体活力。②向下布散津液和水谷精微，肺为脏之长，居诸脏之上，其位最高，谓之"华盖"，以清肃下降为顺，故能将肺吸入的清气和由脾转输至肺的津液和水谷精微，不断向下布散。③肃清肺和呼吸道内的异物。肺属金，金具有清凉的性质，清净的功能（金清气肃），不能容有水痰浊及其他异物。通过肺的清肃作用，经常保持肺和呼吸道的清洁。

肺的宣发和肃降，是相辅相成的，既有宣又有肃，宣肃结合，才能使肺气通畅，呼吸均匀。所以

$$肺气\begin{cases}宜宣、宜降、宜清\\不宜壅满、上逆、燥热\end{cases}$$

故《素问·至真要大论》说："诸气膹郁，皆属于肺。"

膹，即喘急。郁，即胸部痞闷。若由某种原因，使肺气不能宣降，则出现

臌郁之病变。

3. 通调水道

水道是指人体水液的运行与排泄，有一定的途径而言。通调水道，是指肺气有促进和维持水液代谢平衡的作用。肺之所以能通调水道，主要靠宣发和肃降的作用。通过宣发，能使水液布散到全身，特别是皮肤，经由汗孔排出为汗。通过肃降，收津液内灌五脏六腑、筋骨经脉，并使多余的水液，下归于肾，经过肺肾的气化作用，使水液下输膀胱，成为尿液，排出体外。所以说"肺主行水""肺为水之上源"。如果通调水道功能失常，就可发生水液停聚病变。

$$水道通调失常 \longrightarrow 水液停聚 \begin{cases} 痰 \\ 饮 \\ 水肿 \end{cases}$$

注：在痰饮内容中论述，故去之。

4. 朝百脉，主治节

（1）肺朝百脉：朝是朝向、会合的意思，指百脉会合于肺，也就是百脉朝肺。肺在呼吸过程中，将吸入之清气，渗润于血脉之中，输送于全身。血脉是心所主，而血液的运行，又赖于气的推动。由此可见，肺朝百脉，既是心肺的关系，也是气血的关系。故《素问·经脉别论》说："食气入胃，浊气归心，淫精于脉；脉气流经，经气归于肺，肺朝百脉，输精于皮毛。"

食气：指食物中的精微物质。

浊气：指食物精微中的浓郁部分，并非废浊之浊。

淫，作濡养解。

（2）肺主治节：治节，是治理调节之意。《素问·灵兰秘典论》："肺者，相傅之官，治节出焉。"傅同辅，有辅佐、协助之意。相傅，是古代的宰相，辅助是主治主要国家大事。"出焉"，即治节之能从肺出。

$$主治节 \begin{cases} 主呼吸 —— 呼吸有节奏 \\ 主全身气机 —— 升降出入 \\ 辅助心脏 —— 血液循行 \\ 水液输布 —— 调节平衡 \end{cases} 肺功能的概括$$

（二）肺的在志、在液、在体和在窍

1. 在志为忧

忧和愁，同属肺志，而愁忧又都能伤肺气而使气消，故《素问·举痛论》说："悲则气消。"为什么"肺在志为忧"呢？张景岳曰："金气惨凄，故令人忧。"特别是在肺虚的情况下，更易产生悲忧情绪。

2. 在液为涕

肺为涕：涕即鼻涕。鼻为肺之窍，肺之津液外出于鼻则为涕。在病变情况下，更为显著。

$$
病变\begin{cases}
肺寒——鼻流清涕\\
肺热——鼻流黄浊涕\\
肺燥——鼻干
\end{cases}
$$

3. 在体合皮，其华在毛

皮毛为一身之表，包括皮肤、汗腺、毛发等组织，有分泌汗液、润泽皮肤和抵御外邪的功能。皮毛之所以有这些功能，主要依靠肺气宣发的力量。

肺主皮毛，是说肺与皮毛在生理和病理上都有着十分密切的关系。

生理上：①肺朝百脉，输精于皮毛；②肺主气，通汗孔，《素问·生气通天论》称汗孔为"气门"。后世医家又有"遍身毛窍，俱暗随呼吸之气以为鼓伏"的理论，均说明肌表汗孔这种开合启闭散气作用与肺卫之气的作用关系密切。

病理上：外邪袭表，大多首先出现肺卫症状，如发热恶寒、咳嗽、气喘等肺气不宣的证候，若肺气虚弱，不能宣发卫气津液于皮毛，不仅可使皮毛憔悴枯槁，而且可以使卫外功能不足，易患感冒。卫气与肺的宣发有关，卫气主司汗孔的开合，若肺卫气虚，肌表不固，就会常自汗出；肺卫闭实，毛窍郁闭，又常见无汗的症状。

$$
病理\begin{cases}
风寒外感\begin{cases}袭表——腠理郁闭——恶寒发热\\束肺——肺气不宣——鼻塞、咳嗽、气喘\end{cases}肺卫闭实——无汗\\
肺卫气虚\begin{cases}气津不布——皮毛憔悴\\卫外不固\begin{cases}易外感\\常自汗\end{cases}\end{cases}
\end{cases}
$$

4. 在窍为鼻

肺主呼吸，鼻为呼吸出入之门户，故"肺开窍于鼻"，鼻的通气和嗅觉的功能，主要依靠肺气的作用，肺气和畅，通气才能正常，嗅觉才能灵敏。因此，在临床上，肺气不利，常反映出鼻息不通和嗅觉不灵的症状。根据这个道理，常把鼻的变化作为推断肺的病变的依据之一，鼻塞流涕，则为外邪袭肺之象，鼻翼煽动，则为肺热壅盛之征。同样，鼻的疾患，也常从肺进行治疗，如鼻衄、鼻疳（鼻孔赤痒，破溃生疮）属肺经有热的，必须从肺着手治疗。

肺与喉，与声音的关系：

$$\text{喉}\begin{cases}\text{呼吸的门户}\\\text{发音的器官}\end{cases}\text{声自肺出,声由气发}$$

喉是呼吸的门户,也是发音的器官,肺的经脉从这里经过,所以有"声自肺出""声由气发"之说。在病理上,肺的病变,可以引起声音嘶哑、喉痹及其他咽喉部位的病症,如肺结核病,病久肺阴亏损,声道失润,可以出现声音嘶哑的证候。又如外邪犯肺,肺气不宣,常致咽喉不利或失音等病症。

总之,肺居诸脏之上,称为"华盖",受百脉之朝会,主一身之气而行"治节"之会,为水之上源。肺体清虚,不耐寒热（恶寒_{金寒而锈}、恶热_{金烁而镕}亦恶燥_{金燥而痿}）,形寒饮冷,汗出中风,燥热,皆易伤肺而为病,故又称肺为"娇脏"。

复习思考题

1. 肺的生理功能包括哪些方面?
2. 如何理解肺主气? 试具体说明之。
3. 肺是怎样通调水道的?
4. 怎样理解"肺朝百脉"的功能?
5. 试述皮毛、鼻窍与肺的关系。
6. 为什么说肺为"娇脏"?

三、脾

中医学的脾,相当于西医学的消化系统功能和部分代谢系统功能,以及和出血有关的血液系统功能。

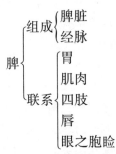

$$\text{脾}\begin{cases}\text{组成}\begin{cases}\text{脾脏}\\\text{经脉}\end{cases}\\\text{联系}\begin{cases}\text{胃}\\\text{肌肉}\\\text{四肢}\\\text{唇}\\\text{眼之胞睑}\end{cases}\end{cases}$$

脾气:主要指脾的运化功能,也包括脾的升清和统摄周身血液的功能。

脾阳:指脾的运化功能,以及在运化过程中所具有的热能。

脾阴:指脾本身的阴精。和胃阳相对而言,也称脾阴。

（一）脾的主要生理功能

1. 主运化

脾的运化功能，是指水谷的消化吸收，化生营养物质的输布过程，包括运化水谷和运化水湿两个方面。

（1）运化功能：$\left.\begin{array}{l}\text{运化水谷}\\\text{运化水湿}\end{array}\right\}$ 主要靠脾阳（脾气）以维持"健运"功能

（2）运化过程：饮食→胃→脾 $\left\{\begin{array}{l}\text{精微}\left\{\begin{array}{l}\text{心}\\\text{肺}\end{array}\right.\text{气化作用→化生气血→全身}\\\text{水湿}\left\{\begin{array}{l}\text{肺}\\\text{肾}\end{array}\right.\text{气化作用}\left\{\begin{array}{l}\text{环流}\\\text{排泄}\end{array}\right.\end{array}\right.$

假如脾的运化功能失常，就会出现一系列病变。

脾失健运 $\left\{\begin{array}{l}\text{精微失运}\left\{\begin{array}{l}\left.\begin{array}{l}\text{食欲减退}\\\text{食后腹胀}\end{array}\right\}\text{运化无力所致}\\\left.\begin{array}{l}\text{便溏}\\\text{腹泻}\end{array}\right\}\text{消化吸收障碍所致}\\\left.\begin{array}{l}\text{倦怠}\\\text{消瘦}\end{array}\right\}\text{气血化生无源所致}\end{array}\right.\\\text{水湿失运}\left\{\begin{array}{l}\text{痰饮}\\\text{水肿}\\\text{腹水}\\\text{泄泻}\end{array}\right\}\text{"脾病生湿"}\end{array}\right.$

故《素问·至真要大论》说："诸湿肿满，皆属于脾。"

肿满 $\left\{\begin{array}{l}\text{肿——皮肤四肢}\\\text{满——腹内胀塞}\end{array}\right.$

水谷运化和水湿运化，关系整个人体的生命活动，因而在治疗上和防病养生方面，都具有非常重要的意义，称脾胃为"后天之本"的道理，也就在这里。

2. 主升清

精微物质的上升与输布，就是"升清"。升清是脾的一个重要功能。升清是与降浊相对而言。脾主升清，胃主降浊，升清可使水谷精微上输于心肺，通过心肺的作用，化生气血，灌注全身。降浊可使水谷及糟粕下行，故有"脾以升为健，胃以降为和"之说。脾胃的升降功能，对整个脏腑间升降协调，也起着非常重要的作用。下以脾气失升为例说明之。

$$
脾气
\begin{cases}
不升
\begin{cases}
上则不足——头目眩晕 \\
旁则不足——神疲乏力
\end{cases} \\
下陷——升举无力
\begin{cases}
内脏下垂 \\
脱肛、久泄
\end{cases}
\end{cases}
$$

3. 主统血

统血是指脾能统摄血液，使之正常运行于脉管之中，而不致流出脉管之外的意思。

脾为什么能统血呢？

（1）气为血之帅：脾为气血生化之源，脾气健旺，则精血充盈，精血充则气壮，气壮能摄血。

脾健→精充→气壮→统血

由此可见，脾能统血，与"气能摄血"，基本上是同一个意义的。这是脾主统血的主要机制。

（2）脾气升则血统：脾气健旺，上升正常，则血有所统摄而不致外溢。因脾的功能活动，升则健运，升则不下陷，这样，对血液就起到了统摄作用。

（3）脾藏营，营足则血统：《灵枢·本神篇》说："脾藏营。"营是经脉内的营养物质。脾得营的滋养，更能发挥其统摄血液的作用。《难经·四十二难》说："脾主裹血，温五脏"，也可说明"脾藏营"能统血之义。

若脾气虚衰，血失其统，就可发生某些慢性出血疾患。如便血、尿血、崩漏等。

（二）脾的在志、在液、在体和在窍

1. 在志为思

$$
思
\begin{cases}
正常——有益于身心 \\
过度——气结——升清失常
\begin{cases}
不思饮食 \\
脘腹胀闷 \\
头目眩晕
\end{cases}
\end{cases}
$$

《灵枢·本神篇》说："因志而存变，谓之思。"

因是根据，思即思考。根据已确定的志向，在未行动之前，又反复思考其成败。

《素问·举痛论》说："思则心有所存，神有所归，正气留而不行，故气结矣。"脾志主思，如事物常存于心，精神集中，思虑过度，则志凝神聚，气因之不行，致使脾运失调，正气留滞，故气结。

2. 在液为涎

涎即口液，脾开窍于口，脾的经脉连舌本，散舌下。正常情况下，脾之精液可上润于口腔。如果脾胃不和或脾虚不能摄津，则口液增多，或口涎自出。

3. 在体合肌肉，主四肢

$$
脾健运功能
\begin{cases}
正常——营养充足
\begin{cases}
肌肉丰满结实 \\
四肢轻劲有力
\end{cases} \\
异常——营养缺乏
\begin{cases}
肌肉消瘦 \\
四肢痿弱
\end{cases}
\end{cases}
$$

四肢赖阳气而活动，阳气是水谷所化生，来源于胃，转输于脾。因此，四肢活动力的强弱与脾有密切关系。但应指出，四肢的活动虽然主要依靠脾阳的温养，但与全身各脏的阳气盛衰亦有关。只有在全身阳气旺盛的情况下，四肢才能运动灵活有力。故《素问·阳明脉解篇》说："清阳实四肢。"

《素问·太阴阳明论》说："脾病而四肢不用，何也？岐伯曰：四肢皆禀气于胃，而不得至经，必因于脾，乃得禀也。今脾病不能为胃行其津液，四肢不得禀水谷气，气日以衰，脉道不利，筋骨肌肉皆无气以生，故不用焉。"

禀，是接受的意思。

不得至经：胃所化生的水谷精微之气，不能直接到达各经和四肢。

4. 在窍为口，其华在唇

口腔是消化道的一部分，脾开窍于口，反映了脾胃运化功能与人体的饮食、口味等的关系。这在诊断学上有一定意义。

口唇肌肉薄嫩，反应灵敏。脾主肌肉，其营养丰富与否，常反映于口唇，所以《素问·五脏生成篇》说："脾之合肉也，其荣唇也。"

$$
脾的功能
\begin{cases}
正常→食欲良好→营养充足→口唇红润丰满 \\
异常→食欲减退→营养不足
\begin{cases}
轻（脾虚）——萎黄不华 \\
重（脾气绝）——唇萎、唇白（人中满）
\end{cases}
\end{cases}
$$

脾与口的关系：①经脉联络：脾脉连舌本，散舌下，胃脉挟口环唇。②口腔是消化道的一部分，王冰曰："脾为化谷，口主迎粮，故开窍于口。"

总之，脾居中以灌四旁，注四末，为"仓廪之官""后天之本"。故有曰："脾有安和脏腑之德"，"脾气为和，则百病不生"（《本草求真》）。配合胃为脏腑气机升降之轴。脾性属土，为太阴，喜燥而恶湿，若运化失常，即易聚湿而为病。

复习思考题

1. 脾的生理功能包括哪几方面？

2. 何谓脾主运化？包括哪些生理作用？

3. 为什么说脾为后天之本，气血生化之源？

4. 什么叫脾统血？脾统血的机制是什么？

5. 试说明脾主肌肉、主四肢的机制。

四、肝

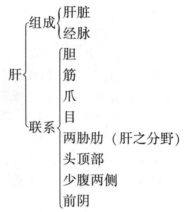

肝阳：主要是指肝的某些功能活动方面的变化情况。在正常情况下肝阳（肝气）起到升发疏泄、调节情志等作用。

肝气：①指肝本脏的功能；②病症名称。

肝阴：主要指肝脏的阴血和肝本脏的阴液。

肝血：指肝脏所藏的血液，通常和肝阴不能截然分开。

先讲一下肝的部位问题。

关于肝在左之说。《医宗金鉴刺灸篇》引用《难经》说："肝之为脏，其治在左，其脏在右胁右肾之前。"元·滑伯仁《十四经发挥》，也有同样的论述。

肝的部位概念有两种：一种是指解剖部位，脏器形态；一种是指经络的通路和脏器的气化作用，表现于生理、病理的现象。故有"肝在右而行气于左"之说。

（一）肝的主要生理功能

1. 主疏泄

肝属木而主升发，如树枝一样自由伸展，不能抑郁，故有"肝喜条达而恶抑郁"之说。肝的疏泄功能，主要表现在以下三个方面。

（1）调畅气机：肝主升主动，对人体气机的疏通与调畅，起着调节作用。

气机是人体脏腑功能活动基本形式的概括。气机调畅，升降协调，表现为内脏的正常生理活动，若气不调，升降失序，则可表现为某些内脏的病理性活动。

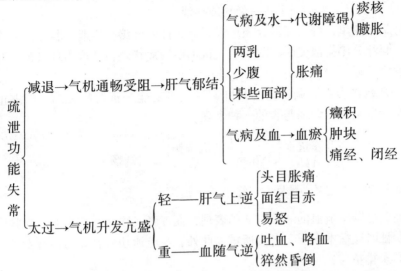

《素问·生气通天论》说："阳气者，大怒则形气绝，而血菀于上，使人薄厥。"

形气绝：形，指血脉。气，指脏腑功能。绝，是阻滞之意，而非断绝之绝。形气绝是说怒气伤肝，肝气上逆，气血逆乱被阻不能正常运行，而致形气俱伤。

血菀于上：菀，这里当作"瘀"理解。大怒则肝气逆冲于上，血也随之上逆，郁积于上部。

薄厥：薄，是逼迫的意思。血随气迫而上行，出现突然昏倒，头涨痛，面目红赤等症状。

（2）促进脾胃的运化功能：饮食消化，虽为脾胃所主，但与肝亦有密切关系。

肝的疏泄功能，可以调畅气机，协助脾胃之气的升降，以保持消化功能的正常。这种功能关系，就叫作"木能疏土"，也称"土得木而达"。如果疏泄功能失常，势必影响消化功能，从而出现肝气犯脾和肝气犯胃的"木旺乘土"证候。

肝气犯脾→脾失升清 { 上——眩晕 / 下——飧泄

$$肝气犯胃→胃失降浊\begin{cases}上——呕逆、嗳气\\中——脘腹胀痛\\下——便秘或痛泄\end{cases}$$

肝与胆相表里，肝失疏泄，还可以影响胆汁的分泌与排泄，胆汁是助脾胃消化的。胆汁分泌排泄受阻，除出现气机郁结的症状外，还可出现口苦、消化不良和黄疸等症。

（3）调畅情志：肝调畅情志与肝调畅气机功能是密切相关的，情志正常与否，实际也是气机调畅与否的一种表现。

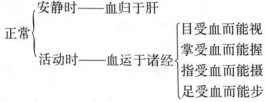

上述，是肝主疏泄的三个方面的表现，而三者又往往互相影响，症状同时出现。辨证时应探本求源，各有所重。此外，与疏泄功能有关的还有女子月经来潮和男子排精。

2. 主藏血

肝是人体储藏血液，调节血量的主要器官，为人体的最大血库，故有"血海"之称。

肝藏血包含血液的储藏和调节两个方面的意思。

$$正常\begin{cases}安静时——血归于肝\\活动时——血运于诸经\begin{cases}目受血而能视\\掌受血而能握\\指受血而能摄\\足受血而能步\end{cases}\end{cases}$$

《素问·五脏生成篇》说："故人卧血归于肝。"

张景岳说："人寤则动，动则血随气行阳分而运于诸经。人卧则静，静则血随气行阴分，而归于肝，以肝为藏血之脏也。"

如果肝脏有病，藏血功能失常，就会出现一系列肝血失养证候。

$$异常\begin{cases}肝血不足\begin{cases}目失其濡——干涩、昏花、夜盲\\筋失其养——筋脉拘急、肢体麻木、屈伸不利\\血海失充——月经量少或闭经\end{cases}\\肝不藏血——血失其藏——月经量多、崩漏\end{cases}$$

肝能藏血的基本条件：

（1）有充足的血量。

（2）有正常的疏泄功能。

如果这两个条件失常，则可导致各种出血和血瘀证候，其机制已如前述。

肝除藏血之外，还能藏魂。魂属于精神活动，肝疏泄条达，情志正常，叫作藏魂。魂是以血为物质基础的，若肝血不足，魂失其藏，就会出现梦境纷纭等症。

（二）肝的在志、在液、在体和在窍

1. 在志为怒

肝以疏泄和升发阳气为用，故在志为怒。怒的发生，大致有两种情况：

$$\left.\begin{array}{l}\text{刺激太强——升发太过——暴怒}\\\text{肝血不足——升发太过——易怒}\end{array}\right\}\text{伤肝}\to\begin{array}{l}\text{肝}\\\text{气}\\\text{逆}\end{array}\left\{\begin{array}{l}\text{逆于上——血随气上}\to\text{呕血}\\\text{逆于中——乘于脾胃}\to\text{飧泄}\\\text{逆于经——}\begin{array}{l}\text{经气不舒}\\\text{及少腹痛}\end{array}\to\text{胁}\end{array}\right.$$

2. 在液为泪

目为肝之窍，肝之津液通过经脉上注于目，目得滋养，则视物精明。在病变情况下，常呈现以下病症：

$$\text{病变}\left\{\begin{array}{l}\text{虚——肝阴不足——两目干涩}\\\text{实}\left\{\begin{array}{l}\text{风火赤眼}\\\text{肝经湿热}\end{array}\right\}\text{目眵增多}\end{array}\right.$$

3. 在体合筋，其华在爪

肝主筋的理论：

（1）筋的营养来源于肝，筋靠肝血的滋养，才能强劲有力，关节滑利，运动自如。正如《素问·经脉别论》说："食气入胃，散精于肝，淫气于筋。"

（2）肝主筋，即是肝与筋，筋与运动之间的关系，故有"肝主运动"之说。"肝者罢极之本""七八，肝气衰，筋不能动"，都是说明肝与筋的生理关系。

$$\text{肝与筋的关系}\left\{\begin{array}{l}\text{肝血充盈——淫气于筋}\left\{\begin{array}{l}\text{滋养筋膜}\\\text{濡润宗筋}\end{array}\right\}\text{关节滑利，运动轻便}\\\text{肝血不足——血不养筋}\left\{\begin{array}{l}\text{手足振颤}\\\text{肢体麻木}\\\text{屈伸不利}\\\text{瘈疭}\end{array}\right\}\text{虚风内动}\end{array}\right.$$

《素问·至真要大论》："诸风掉眩，皆属于肝。"

风包括内风和外风，此指内风而言。掉指抽风振掉，眩指眩晕。

肝主筋，"爪为筋之余"，故爪甲荣枯可以反映出肝血之盛衰。故《素问·五脏生成篇》说："肝之合筋也，其荣爪也。"

$$肝与爪的关系（爪为筋之余）\begin{cases}肝血足——爪甲坚韧光泽\\肝血虚——爪甲薄软，皱裂，枯无光泽\end{cases}$$

4. 在窍为目

$$内在联系\begin{cases}经络相连——肝之经脉联于目系\\肝藏血——目得血而能视\begin{cases}目视精明\\能辨五色\end{cases}\end{cases}$$

$$肝病反映于目\begin{cases}肝阴血不足——目失其养\begin{cases}视物不清\\夜盲\\目干涩\end{cases}\\肝经风热——上窜清窍——目赤痒痛\\肝火上炎——上灼清窍——目赤生翳\\肝阳上亢——上扰清窍——头晕目眩\\肝风内动——目系拘急——目斜上视\end{cases}$$

目不仅与肝有密切关系，与其他脏的关系也非常密切，如《灵枢·大惑论》说："五脏六腑之精气，皆上注于目而为之精。"精是指眼睛所具有的精明视物的作用而言，与五脏六腑之精气的"精"，意义不同。

$$目与内脏的关系\begin{cases}肾——主骨——骨之精——瞳子\\肝——主筋——筋之精——黑眼\\心——主血脉——血之精——络\\肺——主气——气之精——白眼\\脾——主肌肉——肌肉之精——约束（眼睑眼胞）\end{cases}$$

窠音科，是窝穴。在此引申为汇聚的意思。精之窠为眼，是指五脏六腑的精气汇聚于目，使眼睛各部分能发挥正常的生理功能。

总之，肝为风木之脏，内寄相火，"体阴而用阳"，为"将军之官"，其性刚（故又称肝为刚脏），主动主升，需赖肾水以涵之，心血以濡之，肺金清肃，下降之气以平之，中宫脾土之气以培之，这样，肝的刚劲之质，才能成为柔和之体，以发挥其条达畅茂之性。

复习思考题

1. 肝的生理功能包括哪些方面？

2. 何谓肝主疏泄？肝有哪些生理作用？

3. 肝藏血的含义是什么？与疏泄有何关系？

4. 肝与目的关系如何？目与五脏六腑有何内在联系？

五、肾

中医学所指的肾（包括命门），不仅概括了西医学所说的肾脏，同时还包括了泌尿系统、生殖系统和内分泌系统及脑的部分功能在内，并关系营养物质的代谢过程。

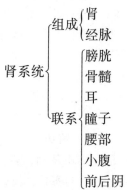

肾阳：又称"元阳""真阳""真火""命门之火"，是肾脏生理功能的动力，也可以说是人体热能的源泉。

肾气：肾气也是肾脏生理功能的动力和肾阳的作用，不能截然分开，只是反映在病变上，程度不同而已。

肾阴：又称"元阴""真阴""肾水""真水"，是肾阳（肾气）功能活动的物质基础。

（一）肾的主要生理功能

1. 藏精，主生长、发育与生殖

精，有精华、精粹之意，是人体生命活动的起源物质，又是构成人体各个组织的基本物质，故《素问·金匮真言论》说："夫精者，身之本也。"

精的来源：

（1）先天之精：先天之精，是先身而有，与生俱来，禀受于父母。精虽见于有生之后，而实由有生之初之精为之本。有其精，方有其形，故《灵枢·决气篇》说："两神（指男女）相搏，合而成形，常先身生，是谓精。"《灵枢·本神篇》说："生之来，谓之精。"《灵枢·经脉篇》说："人始生，先成精。"都是说明男女两性交合的精气，是形成胚胎的基础，故又称为生殖之精。待形体构成以后，此精即寓于肾脏，成为肾精，又成为生育繁殖的新的物质。

（2）后天之精：后天之精，又名脏腑之精，人体既成之后，就要依靠饮食的各种营养物质，以维持人体的成长发育。饮食物化生的精微，输布到各脏腑，成为脏腑活动的物质基础。

由此可见，精有狭义和广义之分：

$$精\begin{cases}狭义——肾精\\广义——肾精、血液、津液\end{cases}$$

1）先天、后天之精的关系：先后天之精，来源虽不同，但相互依存，相互资生，相互为用的关系，极为密切。先天之精是根本，后天之精是条件，没有先天之精，就没有形体，没有动力，没有后天之精，则先天之精无补充，生命不能延续。肾不仅能藏先天之精，而且能藏后天之精，故《素问·上古天真论》说："肾者主水，受五脏六腑之精而藏之。"

2）精的功能：

A. 生长发育，繁衍后代：人的生殖功能和生长发育过程，主要是由肾精和肾气所决定的，肾气是以肾精为物质基础，肾精所化之气即为肾气，因此，精足则肾气盛，精亏则肾气衰，肾气的盛衰，又关系人体生长壮盛和衰退的整个过程。

人在发育阶段，根据肾气盛衰的发展情况，可以表现出一定的阶段性。中医学认为，一般说，男子以八岁为一阶段，女子以七岁为一阶段。

$$盛\begin{cases}女——7岁\\男——8岁\end{cases}\begin{cases}肾气渐充\\齿更发长\end{cases}\begin{cases}14岁\\16岁\end{cases}初具生殖功能\begin{cases}月经来潮\\精气溢泻\end{cases}$$

$$衰\begin{cases}女——35岁\\男——40岁\end{cases}\begin{cases}肾气渐衰\\生机日减\end{cases}\begin{cases}49岁\\56岁\end{cases}生殖功能衰退\begin{cases}月经停止\\精少\end{cases}$$

这是根据年龄阶段，来分析人体发育及生殖能力的情况，从而判断肾气之盛衰，是指一般大致情况而言。从生育年龄方面来说，与现代医学的说法是一致的。

天癸：是促使生殖功能发育成熟的一种物质，有类似性激素的作用，男女皆有，并不是指月经而言，因肾为先天之本，属水，癸是先天之一，也属水，故称"天癸"。

任脉通：任脉为奇经八脉之一，在女子与子宫有密切关系，任脉通，即任脉通畅。

太冲脉盛：冲脉为奇经八脉之一，为十二经之血海，与女子月经有密切关系。太冲脉盛，即肾脉与冲脉旺盛，合而盛大，王冰说："太冲者，肾脉与冲脉合而盛大，故曰太冲。"

形体皆极：极，疲困的意思，即身体形态疲极困乏之意。

地道不通：地道指月经的经路。通月经的经路在下，地在下，故称地道。

B. 抗御外邪，维护健康：人体抵抗疾病的能力，从根本上来讲，也是以元气为关键。元气旺盛，卫外固密，则抗病力强。所以，中医学对精是非常重视的，如《灵枢·本神篇》说："是故五脏主藏精者也，不可伤，伤则失守而阴虚，阴虚则无气，无气则死矣。"《素问·疏五过论篇》说："精气竭绝，形体毁沮。"张景岳说："欲不可纵，纵则精竭，精不可竭，竭则真散。……故善养生者，必宝其精，精盈则气盛，气盛则神全，神全则身健，身健则病少。"因此，"积精全神"，是健康长寿的基本条件。

藏精是肾的主要功能之一，故有"肾宜固藏，不宜泄露"之说。

《素问·六节脏象论》说："肾者主蛰，封藏之本，精之处也。"

蛰作藏字解，有生机内藏之意。肾藏精，内含真阳，真阳蛰藏于肾阴之中，故曰肾主蛰。

封藏，是收藏的意思。肾的功能在正常情况下，能封藏真阳真阴，不使上越外泄，故为封藏之本。

精之处：即是藏精的处所。

肾阴、肾阳的功能和关系：

肾阴和肾阳，概括了肾脏生理功能的两个方面。

肾中精气 $\left\{\begin{array}{l}\text{肾阴（又名元阴、真阴、真水）——濡养各脏腑}\\\text{肾阳（又名元阳、真阳、真火）——温煦各脏腑}\end{array}\right\}$ 相互资生依存、制约

后天水火，实为相悖，先天水火，则为相济，肾藏真阴而寓元阳，故称"肾为水火之宅"。赵献可在《医贯》中说："先天水火，原属同宫，火以水为主，水以火为原，故取之阴者，火中求水，其精不竭，取之阳者，水中寻火，其明不熄。"

如果这一平衡关系遭到破坏后，就要发生肾阴虚和肾阳虚的病理变化。

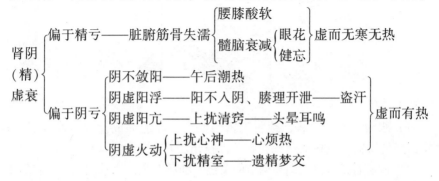

$$
肾阳虚衰\begin{cases}脏腑筋骨失温煦\rightarrow气血凝涩\rightarrow腰膝冷痛，形寒肢冷\\[2pt]生化不及\begin{cases}精血少——精神疲惫\\[2pt]精不化气，肾失蒸腾——小便频数\end{cases}\\[2pt]肾失封藏——滑精、早泄\\[2pt]性功能衰退——阳痿\\[2pt]冲任寒冷——宫冷不孕\end{cases}虚而有寒
$$

肾阴肾阳虚衰，不仅在本脏可发生种种病变，而且还可影响到其他各脏发生种种病变，如"水不涵木"的肝阳上亢、肝风内动证，"火不煖土"的五更泄、下利清谷证等。由于肾之阴阳与他脏之阴阳关系密切，他脏阴阳失调，又可影响到肾，故有"久病及肾"之说。

肾阴和肾阳共居于肾脏之中，二者关系是极其密切的。因此，在病理上也往往相互影响，常出现阴虚及阳或阳虚及阴的病理现象。但应注意，当肾阴虚和肾阳虚的症状同时出现的时候，不能平均看待，要辨别哪个方面是病理变化上起着主导作用的方面。以肾阴虚为主的，在治疗上要滋补精血，使肾阴充足，肾阳才能振奋（叫作"精能化气"），以肾阳虚为主的，在治疗上首先要培补元气，使肾阳达到旺盛，才能促进肾阴恢复。

2. 主水

肾主水，在这里主要是指肾脏有主持与调节人体水液代谢的功能。肾之所以具有这种功能，主要靠肾的"气化"作用来进行。

水液代谢过程，是比较复杂的，兹根据《素问·经脉别论》中"饮入于胃，游溢精气，上输于脾，脾气散精，上归于肺，通调水道，下输膀胱"和《素问·灵兰秘典论》中"三焦者，决渎之官，水道出焉"的论述，归纳示意图于下，以便理解。

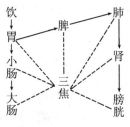

从水液代谢过程来看：

（1）水液代谢全过程，须脏腑密切配合，才能完成，如肺的宣降，肾的蒸化，脾的转输，三焦的通调，膀胱的排出，环环相扣，缺一不可。

（2）脾肺肾是水液代谢与调节的关键。肺居上焦，为水之高源，脾居中焦，为水之堤防，肾居下焦，为水液气化的原动力，故肾又是三脏中的关键。

肾司气化，为胃之关 $\begin{cases} 开——水出 \\ 合——水留 \end{cases}$ 开合失度 $\begin{cases} 水肿 \\ 小便失常 \begin{cases} 过多 \\ 过少 \end{cases} \end{cases}$

故《素问·水热穴论》说："肾者，胃之关也，关门不利，故聚水而从其类也。上下溢于皮肤，故为胕肿，胕肿者，聚水而生病也。"胕肿即浮肿。

张景岳曰："关者，门户要会之处，所以司启闭出入者也。肾主下焦，开窍于二阴。水谷入胃，清者由前阴而出，浊者由后阴而出。肾气化则二阴通，肾气不化则二阴闭，肾气壮则二阴调，肾气虚则二阴不业，故曰肾者胃之关也。"

3. 主纳气

纳气，是指肾对气有固摄、受纳的作用，或者说有收纳吸引的作用。人体的呼吸，虽由肺所主，但吸入之气，必须下纳于肾，所以《难经·四难》说："呼出心与肺，吸入肾与肝。"这种肾主纳气的功能，也叫作"纳气归元"。实际上是肾的封藏作用在呼吸运动中的具体表现，如果肾吸纳功能减退，即可出现呼吸浅促、呼多吸少等病变，临床上称为"肾不纳气"。所以又有"肺为气之主，肾为气之根"之说。

（二）肾的在志、在液、在体和在窍

1. 在志为恐

恐（惊）$\begin{cases} 恐——气下 \\ 惊——气乱 \end{cases}$ 伤肾 $\begin{cases} 遗尿 \\ 心神不定 \end{cases}$

由于肾在志为恐，某些肾虚患者，虽无外来惊恐刺激因素，也可出现"恐"的证候。

2. 在液为唾

肾之经脉沿喉咙，到舌根两旁，肾又主五脏之液，故肾能收津液，滋润于口而为唾。若肾阴不足，津不上奉，则常感口干，肾阳不足，津不得化，又常口多唾。

3. 在体为骨，主骨生髓，其华在发

肾主骨，生髓，是肾之精气促进生长发育功能的一部分。中医学认为骨、髓、脑、发皆与肾有密切关系，其理论是肾精足则髓充。

（1）髓能养骨。骨得髓养，骨骼则坚强，牙齿坚固。故曰"肾主骨""齿为骨之余"。

（2）髓聚于脑。髓包括骨髓和脊髓。脊髓上通于脑，所以有"诸髓者，皆属于脑"（《素问·五脏生成篇》），"脑为髓之海"（《灵枢·海论篇》）

的理论。

（3）精生血，血生发，发得血养则柔软润泽。故曰"发为血之余""发为肾之华"。

例如肾精不足：

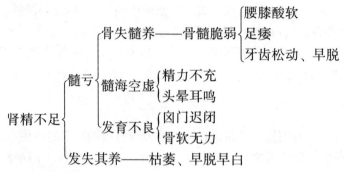

4. 在窍为耳及二阴

耳主听觉，听觉系于脑，脑为髓所聚，髓乃肾所生，故耳与肾有密切关系。若肾精不足，就会出现耳鸣、听力减退等症，所以《灵枢·决气篇》说："精脱者，耳聋。"

总之，肾主蛰藏，为水火之脏，是人体的重要器官，藏有"先天之精"，为脏腑阴阳之本，生命之源。所以称"肾为先天之本"。

肾精为人体生命的原始物质，肾精充足，元气就旺盛，有了旺盛的元气，则人体的活力就有了根本，所以又称为"作强之官"。

肾阳能推动人体各个脏腑的生理活动，是一身阳气的根本，所以称为"元阳"。

肾阴是肾精作用的体现，全身各个脏腑都要依靠肾阴的滋养，是人体阴液的根本，所以又称为"元阴"。

肾阴是物质基础，肾阳是生命动力，两者结合，便成为生长发育的根本。

复习思考题

1. 肾藏精，有何生理意义？

2. 为什么说"肾为先天之本"？

3. 怎样理解肾主水？

4. 为什么说呼吸与肾有关？

5．"肾为胃之关"的含义是什么？

6．为什么说"肾为水火之宅"？

六、腑

六腑，即胆、胃、大肠、小肠、三焦、膀胱。其主要生理功能有三：

（1）受纳腐熟水谷，转出化物，传导糟粕。

（2）疏通水道，运行津液。

（3）盛精汁。

七、胆

胆附于肝，在十二经中属足少阳经，与厥阴肝相为表里。胆内储藏胆汁，胆汁清纯而无杂质，故称为"中精之府"（《灵枢·本输篇》），亦称"中清之府"（《千金要方》）。

《难经·四十二难》说："胆在肝之短叶间，重三两三铢，盛精汁三合。"

胆虽为六腑之一，但不接受水谷糟粕，故又把胆归属于"奇恒之腑"。

胆与肝相连，与肝共同发挥疏泄作用。胆汁来源于肝，如《脉经》说："肝之余气泄于胆，聚而成精。"

肝胆本属一体，为表里之经，肝胆共主疏泄，但肝升而胆降。肝助脾之升，胆助胃之降，故能协助脾胃之升降。肝胆皆与情志有关，所以易惊、失眠、心中憺憺动荡等症，往往从胆经论治。

$$
\text{胆的功用}\begin{cases} \text{胆汁——注于肠以助消化} \\ \text{胆气}\begin{cases} \text{协助脾胃之升降} \\ \text{调节情志之活动——主"决断"} \end{cases} \end{cases}\left.\begin{array}{l}\\\text{土得木而达}\\\\\end{array}\right.
$$

从临床看，胆的功能异常，多出现如下情况。

1．胆汁疏泄障碍　多因情志内伤，或外湿热之邪，致使肝胆郁热化火，胆汁排出失调。

$$
\text{胆汁}\begin{cases} \text{疏泄受阻——消化不良} \\ \text{逆于血脉，溢于肌腠——黄疸} \end{cases}
$$

2．肝胆郁热，痰火上逆，扰乱心神，则心烦不眠。

3．胆气虚，决断不能　多因禀赋不足，或久病耗损，或突受大惊大恐，则致精神意识思维活动紊乱，对事物的决断能力减弱。

《素问·灵兰秘典论》说："胆者中正之官，决断出焉。"

"中正"：不偏不倚，含有准确的意思。

"决断"：对事物做出最后的判断。

胆的决断能力，对于防御和消除某些不良的精神刺激和不良的影响，以维持和控制气血的正常运行，保持脏器互相协调的关系，有着重要作用。故《素问·六节脏象论》说："凡此十一脏，皆取决于胆也。"

八、胃

1. 主受纳、腐熟水谷

胃受纳和腐熟水谷，好像粮食仓库、面粉加工厂一样，正如《素问·五脏别论》说："胃者，水谷之海，六腑之大源也，五味入口藏于胃以养五脏气。"

由于胃是供给营养的重要器官，所以又称为"后天之本"。

因此，临床上常把胃气正常与否，作为判断疾病预后是否良好的一个重要依据。如"有胃气则生，无胃气则死"，"纳谷者昌，失谷则亡"等说法就是这个意义。

2. 主通降，以降为和

食物经胃消化，下入小肠，不能停滞，故胃气宜和宜降，只有胃气和降正常，才能消化饮食并推动下行，进入小肠。如果胃失通降，就会发生饮食停滞，脘腹胀闷或上逆呕吐等症。

九、小肠

小肠上端接幽门与胃相通，下端与大肠相接，相接之处称为"阑门"。阑者乃分拦水谷各有所归之意。

1. 主受盛和化物

$$小肠\begin{cases}受盛——承受胃中之水谷\\化物——消化食物，化生精微\end{cases}$$

2. 泌别清浊

$$分清别浊\begin{cases}清者（精微）\to 脾\to 肺\to 全身\\浊者（糟粕）\begin{cases}传入大肠\to 粪便\\渗入膀胱\to 尿\end{cases}\end{cases}$$

由此可见，小肠不仅具有消化吸收的功能，而且与大小便形成也有一定的关系，正如《诸病源候论》说："水入小肠，下于胞（指膀胱），行于阴（指尿道），为溲便也。"所以，小肠病时，就会发生泌别失常，清浊相混，出现肠鸣、腹泻，或小便短少、混浊等症。"利小便即所以实大便"的治法，就是这个道理。

十、大肠

大肠包括回肠（结肠）和广肠（直肠），回肠上接阑门，下接广肠，广肠下端为魄门（肛门），其经脉络肺，与肺相表里。

大肠 $\begin{Bmatrix} 传送糟粕 \\ 吸收水分 \end{Bmatrix}$ 形成粪便

传导固然是大肠的功能，但必须有胃的通降、肺的肃降、肾的气化的配合，才能完成。

十一、膀胱

膀胱位于小腹部，接受由肾下降的水液，有储藏和排尿的作用。

肾为水脏，膀胱为水府，饮入之水，全凭气化以出，故《素问·灵兰秘典论》说："膀胱者，州都之官，津液藏焉，气化则能出矣。"

水谷进入人体，必须经过"气化"的过程，才能转变为津液。津液是含有营养物质的液体，为生命活动的主要物质。津液在滋养人体后，其剩余的水液和废料，便下输于膀胱而为尿，最后排出。这一整个过程，中医学则认为是"气化"作用的结果。

在"气化"过程中，火是很重要的，火交于水，即化为气。否则，水火分离，水自水，火自火，火之水济则炎焰，水无火温则清冷。膀胱的排泄机能，主要是肾阳（命火）蒸化的结果。若火不足以蒸水，则津液不升，气不得化；水不足以济火，则津液干枯，小水不下。故《素问·灵兰秘典论》说："膀胱者，州都之官，津液藏焉，气化则能出矣。"临床上对于因肾阳不足，膀胱气化不行，而致小便不利或癃闭，或失其约束而出现尿多、小便不禁等症，常采用温阳化气的方法，可收到满意的效果。膀胱病变表现，主要为小便失常或尿时尿道疼痛，这些病变，多与肾的气化功能有关。

十二、三焦

三焦是上焦、中焦、下焦的统称。

三焦为六腑之一，是中医学脏腑组织中的一个特有名称，也是历来医家争论最多的一个脏器。争论焦点是有名有形和有名无形的问题。我们认为三焦既为六腑之一，必然有其物质基础，因为一切功能活动，都是离不开物质的，究竟如何，尤待我们作进一步探讨。

（一）三焦的主要生理功能

1. 主持诸气，总司全身的气机和气化

三焦主持诸气示意图

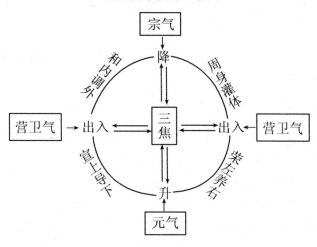

2. 为水液运行之道路

三焦不仅是气的升降出入的道路，也是水液的升降出入的道路。但须指出，三焦是水液升降出入的道路，不是简单的过往，而是通过三焦气化，才得以实现的。三焦在水液代谢中与他脏的关系，参看肾主水中的示意图。

三焦主持诸气和疏通水道的功能，不能截然分开，都是三焦气化作用的结果。

气化，是一个复杂的过程，简而言之，可以理解为体内某些物质化为气，气又化为某些物质，是饮食物在体内的化气、吸收、成形和排泄的变化过程。这些变化过程，与三焦的气化作用是密切相关的。而气化过程的维持，主要依赖命门的原气与胸中的宗气。如示意图：

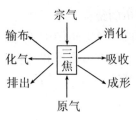

（二）三焦的部位划分及其各自的生理功能特点

1. 上焦

上焦功能 $\begin{cases}摄纳水谷空气\\输布宗气\end{cases}$ 主纳、主开发、主宣化——"上焦如雾"

"如雾"，是形容上焦之气，为雾露一般的布散，弥散于全身各处。故《灵枢·决气篇》说："上焦开发，宣五谷味，熏肤，充身，泽毛，若雾露之溉，是谓气。"

2. 中焦

中焦功能 $\begin{cases}腐熟水谷\\化生营气\end{cases}$ 主化——"中焦如沤"

"沤"：有两种解释：①以水渍物为沤；②浮而不沉的水泡。

如沤，是形容中焦腐熟水谷，热气蒸腾，如沤池腐沤物品一样，实际是指脾胃的消化、转输作用。

3. 下焦

下焦功能 $\begin{cases}泌别清浊\\通调水道\\排泄糟粕\end{cases}$ 主出——"下焦如渎"

"渎"：水道也。

如渎，是形容下焦水液排出的情况，实际是指肾、膀胱、大小肠的泌别清浊及排泄作用。

综上所述，上焦、中焦、下焦，包括五脏六腑在内，是水谷流化的道路，主气主水，总司整个人体水谷精微的生化和水液的代谢。

为什么称"焦"呢？焦含有热的意义，三焦的热来源于命门之火，是通过气化作用来体现的。

另外，温病学中所指的三焦，乃是作为外感温热病的一种辨证方法，是把三焦作为证候分类和论治的纲领，其具体内容，待在温病学中再讲。

第五章　奇恒之府

一、脑

中医学，把人的精神意识、思维活动，归属于心，称之为"心藏神"。从脏象学说来分析，脑的生理、病理与肝、脾、肺、肾也有一定的关系。例如：

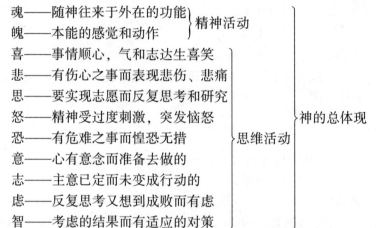

魂——随神往来于外在的功能
魄——本能的感觉和动作　　　　　　　　　　}精神活动

喜——事情顺心，气和志达生喜笑
悲——有伤心之事而表现悲伤、悲痛
思——要实现志愿而反复思考和研究
怒——精神受过度刺激，突发恼怒
恐——有危难之事而惶恐无措　　　　}思维活动
意——心有意念而准备去做的
志——主意已定而未变成行动的
虑——反复思考又想到成败而有虑
智——考虑的结果而有适应的对策

}神的总体现

关于脑的生理功能，祖国医学虽以人的精神意识、思维活动，归属于心，但对脑也有一定的认识。这个认识，也是逐步深化的。例如：

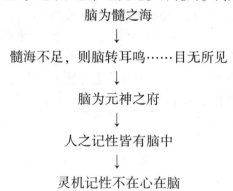

脑为髓之海
↓
髓海不足，则脑转耳鸣……目无所见
↓
脑为元神之府
↓
人之记性皆有脑中
↓
灵机记性不在心在脑

脑的功能，虽然关系五脏，但与肾的关系更为密切。因肾藏精，精生髓，髓聚于脑，而为"髓海"。从临床上看，肾精充足与否，直接影响到脑的功能强弱。所以，对脑功能减弱的疾病，多从补肾着手治疗。

二、女子胞

　　女子胞，又名胞宫、子宫，与肾及冲任关系最为密切。子宫的生殖功能，中医学认为主要是肾脏功能作用的结果。

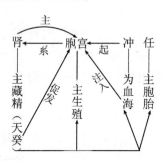

　　此外，子宫与心、肝、脾三脏，亦密切相关。

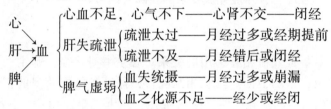

第六章　五脏之间的关系

人体是一个对立统一的有机整体，各个内脏器官，虽各有其不同的生理功能，但彼此之间又是密切联系、相互协作的。如果没有这种相互配合的关系，就不能完成复杂的新陈代谢过程。所以每一脏腑都必然与其他脏腑发生直接或间接的关系。

腑腑之间的协调和统一是相对的，而矛盾和对立则是绝对的。它们之间，在依存和制约的过程，即包含着平衡与不平衡的相互转化。

脏腑之间的关系，可以从生理和病理上反映出来，对辨证施治有重要指导意义，必须切实掌握。

（1）只有脏腑相互配合，才能完成复杂的新陈代谢过程。

（2）指导辨证施治。

1. 心与肺

心与肺的关系主要是气血相互为用的关系。心主一身之血，肺主一身之气。心主营，肺主卫，营阴卫阳。两脏相互配合，保证了气血营卫的正常运行，维持人体各组织器官的新陈代谢。故《难经·三十二难》曰："心者血，肺者气，血为营，气为卫，相随上下，谓之营卫，通行经络，营用于外，故令心肺在膈上也。"

滑寿曰："心肺既能以气血生育人身，则此身之父母也，以父母之尊，亦自然居于上矣，内经曰：'膈肓之上，中有父母，'此之谓也。"

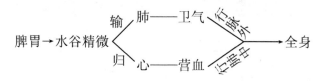

心肺相互为用的关系：

肺气推动 → 心血运行

心脉贯注 → 肺气输布

气为血帅，血为气母 → 血少气乏，血脱气散

气行血行，气滞血瘀

在病理上，常有以下几种情况：

①肺气虚弱——宗气不足——血脉推动无力——血瘀 ⎫
②心气不足——血运不畅——肺失宣降——气逆　　 ⎬ 心肺两虚证

2. 心与脾

心与脾的关系，主要是血液生成和运行方面的关系。

心血赖脾 ⎰ 转输精微以化生
　　　　 ⎱ 统摄而不外溢 ⎫
　　　　　　　　　　　　　 ⎬ 若相互资生不足→心脾两虚证
脾运化功能需 ⎰ 心血滋养　　 ⎭
　　　　　　 ⎱ 心气（阳）推动

症见：

心悸、失眠、多梦——心失血养，心神不宁；

面色无华——血少不荣于面；

食少，腹胀——脾虚运化无力；

体倦——脾主肌肉四肢，脾虚气血亏少，肢体失充。

3. 心与肝

主要表现在血液和精神情志方面。

其一：

心
↓ ＞心血充足，循环旺盛 ⎫
血　　　　　　　　　　 ⎬ 失常 ⎰ 心血虚——肝失其养 ⎫ 心悸失眠，视物
↑ ＞肝血充足，调节有源 ⎭　　 ⎱ 肝血虚——心失其主 ⎭ 昏花，月经涩少
肝

其二：

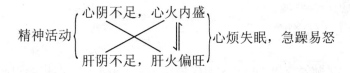

精神活动 ⎰ 心阴不足，心火内盛 ⎫
　　　　 ⎱ 肝阴不足，肝火偏旺 ⎭ 心烦失眠，急躁易怒

由此可见，心肝两脏有病，不但影响到血气的荣枯，同时也影响到精神方面的变化。

4. 心与肾

心与肾的关系，主要是水火互济的关系。

心主火 ⎫
肾主水 ⎭ 水升火降——水火互济 ⎰ 心阳不亢 ⎫ "心肾相交"
　　　　　　　　　　　　　　 ⎱ 肾水不寒 ⎭

心为阳中之阳脏而属火，肾为阴中之阴脏而属水，心居上而肾居下，两者之间的关系，如同天阳地阴，相互招引一样。天阳下降，地阴才能上升，升降

相因，自然界才能化生万物。人体的心阳下降，肾阴上升，阴阳相感，水火互济，才能维持正常的生理活动。

从水火自然之性来说，水本就下，火本炎上，此为何而水升火降呢？《慎斋遗书》："心肾相交，全凭升降，而心气之降，由于肾气之升，肾气之升，又因心气之降。夫肾属水，水性润下，如何而升？盖因水中有真阳，故水亦随阳而升至于心，则生心中之火。心属火，火性炎上，如何而降？盖因火中有真阴，故火亦随阴而降至于肾，则生肾中之水。升降者水火，其所以使之升降者，水火中之真阴真阳也。真阳者，心肾中之真气也。故肾之后天，心之先天也，心之后天，肾之先天也。欲补心者须实肾，使肾气得升，欲补肾者须宁心，使心火得降。"

从心肾不交病理来看，常有以下情况：

心火不降——火亢 ⎫
肾水不升——水聚 ⎬ 心肾不交 ⎧ 失眠、心悸、怔忡、心烦 ⎫ 以失眠为主
此外： ⎭ ⎩ 腰膝酸软、梦遗、梦交 ⎭

心阴虚——火亢——下吸肾阴 ⎧ 失眠、心悸、怔忡、心烦 ⎫
⎨ 口干少津、口舌生疮 ⎬ 阴虚火旺
⎩ 腰膝酸软、梦遗、梦交 ⎭

肾阳虚——水泛——水气凌心 ⎧ 水肿 ⎫ 阳虚水泛
⎩ 惊悸 ⎭

前者属心肾不交，后两者为相互影响，概念要明确。

5. 肺与脾

肺与脾的关系，主要表现在气和水两个方面：

气 ⎧ 脾为生气之源 ⎫ 脾虚⟺肺弱——➤肺脾两虚 ⎧ 体倦
⎩ 肺为主气之枢 ⎭ ⎩ 少气

上病及中

水 ⎧ 脾主运化 ⎫ 肺气虚损——宣发肃降失常——水道失调——影响脾运 ⎧ 腹胀、
⎨ ⎬ ⎨ 便溏
⎩ 肺主肃降 ⎭ 脾失健运——痰饮 ——肺失宣降——喘咳痰多 ⎩ 水肿
           脾为生痰之源   肺为贮痰之器

6. 肺与肝

肺与肝的关系，主要表现在气机调节方面。

肝主升发 ⎫
肺主肃降 ⎭ 升降相因，相互为用——气机调畅

若两者协调功能失常，即可发生病理状态。例如：

$$肝气郁而\underbrace{化火——灼肺}_{肝火犯肺}\begin{cases}易怒、胁痛\\咳逆、咯血\end{cases}$$

$$肺失清肃——燥热下行——肝失疏泄\begin{cases}咳引胁痛\\头晕头痛\\面红目赤\end{cases}$$

7. 肺与肾

肺与肾的关系，主要表现在水液代谢和气的呼吸方面。

$$水\begin{cases}上源——肺肃降通调\\下源——肾温化蒸腾\end{cases}清升浊降\atop 水道通调\Bigg\}$$

$$失常\begin{cases}肺病及肾——尿少、水肿\\肾病及肺——水肿、喘呼、咳逆倚息\end{cases}$$

《素问·水热穴论》："其本在肾，其末在肺，皆积水也。"

肾为水脏，为气之根。水病为气化不行而水积所致，故其本在肾；肺主一身之气，主皮毛，虚则气化不行，故积水而溢于皮肤为水肿。但气化的根本在肾，而肺为其标，故水肿病其标在肺。

$$气\begin{cases}在上——肺主呼吸\\在下——肾主摄纳\end{cases}肺为气之主，肾为气之根$$

若肾的精气不足，或肺病及肾，以致肾之虚亏，摄纳无权，就可出现呼多吸少，声低息短，气欲断绝，提之若不能升，吞之若不相及的"肾不纳气"证候。

此外，肺主乾舍，肾主坎水，天水之气相通连，因此，肺肾之阴液，在生理上是相互滋养的。若肾阴亏损，火旺灼金，肺阴受伤，或肺阴久虚，损及肾阴，往往肺肾阴虚，同时并见，出现颧红、潮热、盗汗、干咳、音哽、遗精、闭经、腰膝酸软等病症。

8. 肝与脾

肝与脾的关系，主要是肝的疏泄功能和脾的运化功能之间的相互影响。在正常情况下：

$$肝疏泄正常——\begin{matrix}脾胃升\\降适度\end{matrix}——\begin{matrix}消化吸收\\转输正常\end{matrix}土得木而达\begin{cases}生化有源\\肝血充盈\end{cases}$$

若肝失疏泄：

$$疏泄失常\begin{cases}太过（木旺克土）——上吐下泻，腹胁闷痛\\不及（木不疏土）——胸胁痞满，食欲减退，腹胀，嗳气\end{cases}肝脾\atop 不和\Bigg\}$$

不仅肝病及脾，脾病亦可及肝：

$$
\text{脾不健运}\begin{cases}\text{运化不健}\begin{cases}\text{生血无源}\\\text{统血失常}\end{cases}\text{肝血不足}\\\text{水湿内停——湿郁化热——肝疏泄不利——胆汁逆入血中——黄疸}\end{cases}
$$

9. 肝与肾

肝与肾主要是精和血相互滋生、相互转化的关系。

在精血相互滋养方面，中医学称之为"精血同源"。古人把肝肾之间的关系叫作"乙癸同源"。由于是同源的关系，所以盛则皆盛，衰则皆衰。如肾阴不足，肝失其养（水不涵木），就会导致肝阴虚损，阴虚阳必亢，可见眩晕、耳鸣等症。反之肝阴不足，久必及肾（下劫肾阴），可见五心烦热、头昏、男子滑精、女子月经不调等症。

从肝肾生理特点来讲，肝主疏泄，肾主封藏，二者相反相成，不致偏过。此保持男子泄精和女子月经来潮的正常功能，如果二者失调，就会出现病症。

$$
\text{失调}\begin{cases}\text{疏泄太过——肾失其藏}\begin{cases}\text{男子——遗精滑泄}\\\text{女子——经量过多}\end{cases}\\\text{封藏太过——疏泄不及}\begin{cases}\text{男子——阳强不泄}\\\text{女子——闭经}\end{cases}\end{cases}
$$

乙癸同源：这是古人把脏腑和天干相配合而言。乙属木、属肝，癸属水、属肾，故称"乙癸同源"。

10. 脾与肾

脾与肾主要反映在先天与后天的关系。

肾为先天之本，脾为后天之本，中医学认为人的生命活动的维持与脾肾是有重要关系的。脾的运化功能需及肾命之火以温煦，才能发挥其作用；肾所藏之精，虽禀受于先天，也必须靠脾所化生之精以充养，才能源源不断发挥其生育和生殖的应有能力。总之，脾肾是维持人体生命活动的关键，二者互相为用。在病理上，亦常相互影响，互为因果。例如：

$$
\text{脾肾阳虚}\begin{cases}\text{互失温助}\\\text{互相为损}\end{cases}\begin{array}{l}\text{互为因果→痰饮、水肿、下利}\\\text{清谷、五更泄泻、形寒肢冷等}\end{array}
$$

第七章 六腑之间的关系

六腑之间的关系，主要表现在饮食物消化、吸收和排泄三个方面：

消化——胃、胆、小肠 ⎫
吸收——小肠、大肠 ⎬ 共同完成对饮食物的整个消化过程
排泄——膀胱、大肠 ⎭

六腑对饮食物的消化、排泄，是依次下行的，既不能壅滞，又不能上逆，故有"六腑以通为用"的说法。

六腑消化、吸收、排泄过程：

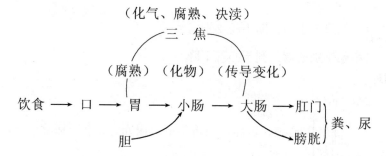

由此可见，六腑是分工合作，共同完成"实而不能满""传化物而不藏"的功能。

第八章　五脏与六腑之间的关系

脏与腑主要是表里关系。这种关系在经络上是互相联络，在功能上是相互配合，故谓之"脏腑相合"。脏为里，腑为表，故又称为"脏腑表里相合"。

明确脏腑表里关系，对临床实践有一定的指导意义：①脏腑发病，互相传变：脏病及腑，腑病及脏，或脏腑同病。②脏腑互治：根据脏腑表里经气相通的关系，可以采用脏腑互治的办法。如心经有热，可从小肠以泄之，效果显著。

1. 心与小肠

经脉：属络关系。

$$生理\begin{cases}心气降于小肠，助小肠泌别清浊\\小肠泌别通调，利于心气下降\end{cases}$$

病理：

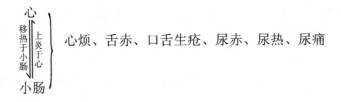

心烦、舌赤、口舌生疮、尿赤、尿热、尿痛

2. 肺与大肠

经脉：属络关系。

$$生理\begin{cases}肺气肃降——大肠通利——传导顺畅\\大肠通畅——肺气和调——肃降无阻\end{cases}$$

$$病理\begin{cases}肺气壅滞——水津不下——大肠干燥——便秘\\大肠实热——大便秘结\begin{cases}腑气不通\\热气上逆\end{cases}肺气不降——喘满\end{cases}$$

3. 脾与胃

经脉：属络关系。

生理：

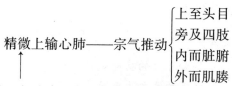

$$\text{精微上输心肺——宗气推动}\begin{cases}\text{上至头目}\\\text{旁及四肢}\\\text{内而脏腑}\\\text{外而肌腠}\end{cases}$$

$$\left.\begin{array}{l}\text{脾运化、吸收，性湿，主升清}\\\text{胃受纳、消化，性燥，主降浊}\end{array}\right\}\begin{array}{l}\text{纳运结合，燥湿相济，}\\\text{升降相因　　消化乃成}\end{array}$$

水谷传至肠中

"脾为胃行其津液"，说明脾与胃的纳运关系。

"脾宜升则健，胃宜降则和"，说明脾与胃的升降关系。

"太阴湿土，得阳始运，阳明燥土，得阴自安"，说明脾与胃的燥湿关系。

由于脾与胃在饮食受纳和消化的关系上极为密切，故胃病及脾，脾病及胃的病证，最为常见。

4. 肝与胆

经脉：属络关系。

$$\text{生理}\begin{cases}\text{肝疏泄精汁，储藏于胆}\\\text{肝及胆的刚果之气，"谋虑"而后"决断"}\end{cases}$$

病理：

$$\left.\begin{array}{l}\left.\begin{array}{l}\text{肝火}\\\text{胆火}\end{array}\right\}\text{俱旺→胸胁痛、口苦、咽干、急躁易怒}\\\left.\begin{array}{l}\text{肝}\\\text{胆}\end{array}\right\}\text{蕴有湿热→发黄、口苦、胁痛}\end{array}\right\}\text{肝胆证候同见}$$

5. 肾与膀胱

经脉：络属关系。

$$\text{生理}\left\{\begin{array}{l}\text{肾——化气行水，下输膀胱}\\\text{膀胱}\left\{\begin{array}{l}\text{不漏泄}\underset{\text{依赖}}{\text{——}}\text{肾的固摄}\\\text{及时排出}\underset{\text{依赖}}{\text{——}}\text{肾的气化}\end{array}\right\}\text{膀胱开阖适度，肾中之浊及时排出}\end{array}\right.$$

$$\text{病理}\begin{cases}\text{肾阳不足——膀胱失约——小便失禁、遗尿、尿频}\\\text{热结膀胱——灼伤肾阴——腰痛、腰酸}\end{cases}$$

但应注意，肾与膀胱的病变，虽然相互影响，但以肾影响膀胱为多，所以有关尿液的储存与排泄的病变，除膀胱本身外，多与肾脏有关，治疗应予注意。

此外，心包与三焦在经脉上亦是相互络属关系，因心包附于心，与三焦的关系，已有所述，兹从略。

复习思考题

1. 六腑总的功能和各自的功能是什么？
2. 试述脏与脏之间的主要生理功能有哪些。
3. 何脏与何腑相表里？其生理关系如何？

第九章　经　络

经络学说，是中医学所独有的学说，是中医基础理论的重要组成部分，它同藏象学说一样，是研究人体生理活动、病理变化及其相互联系的学说，无论辨证施治、立法处方和针灸等，都与经络有着重要关系。经络学说不但是生理病理学的基础，而且也是诊断和治疗的依据，故有"不明脏腑经络，开口动手便错"之说。

一、经络的概念和经络系统的组成

1. 经络的概念

经络是人体组织结构的重要组成部分，它担负着人体内外上下各部分的联络任务，纵横交错，分布全身，同时又是气血循环运行的通路。

经 $\begin{cases} \text{直行的主干，如径路一样，四通八达} \\ \text{气血运行，经常不息之意} \end{cases}$

络是经的分支，纵横如网络，无处不到。

经与络的区别：①经少络多。②经直络横。③经有一定的路线分布，络无一定路线。

2. 经络系统的组成

照讲义经络系统简表讲述，兹将十二经筋和十二皮部再简述一下：

十二经筋：十二经所属的筋，叫作经筋。经筋和经脉是不同的。

区别 $\begin{cases} \text{经脉——营行表里，出入脏腑} \\ \text{经筋——联络四肢百骸，主管关节运动} \end{cases}$

十二皮部：皮部，是经脉功能活动反映于体表的部位，也是络脉之气所散布的地方。十二皮部，就是将全身皮肤分为十二个部分，与十二经脉相适应。十二皮部与内脏是密切相关联的，脏腑有病，可通过经络反映于皮部，如寒伤太阳之表，则背部有明显的恶寒感觉。

二、十二经脉

十二经脉，是手足三阴经和手足三阳经的总称。

（一）名称

命名：

1. 按阴阳属性和循行部位命名

中医学把人体相对的两部分，均按其属性分阴阳，如背为阳，腹为阴；外侧为阳，内侧为阴；腑为阳，脏为阴。

手足经 { 手经——经脉起于手或终于手
        足经——经脉起于足或终于足

阴阳经 { 阴经——经脉分布肢体内侧，内属五脏
        阳经——经络分布肢体外侧，内属六腑

2. 按阴阳消长盛衰命名

阴阳如同各种矛盾一样，具有消长盛衰的不同，均向着相反方向转化，把这种转化过程分为三个不同阶段，即产生了三阴三阳。

太，是大的意思，阴气大盛则称太阴，阳气大盛则称太阳。

少，是初生未充的意思，阴气初生则称少阴，阳气初生则称少阳。

阳明，是"两阳合明"，阳气盛极的意思。

厥阴，是"两阴交尽"，阴气消尽的意思。

（二）走向、交接、分布、表里关系及流注次序

1. 走向和交接规律

> 手之三阴胸内手，手之三阳手外头，
>
> 足之三阳头外足，足之三阴足内腹（胸）。

示意图

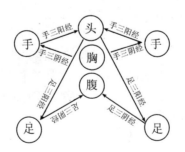

2. 分布规律

十二经脉在体表分布情况：

手三阴经
- 分布——臂臑内侧，止于手指尖端（交手三阳经）
- 部位
  - 前——太阴
  - 中——厥阴
  - 后——少阴

手三阳经
- 分布——臂臑外侧，止于头面部（交足三阳经）
- 部位
  - 前——阳明
  - 中——少阳
  - 后——太阳

足三阳经从头面至躯干
- 背——太阳
- 前——阳明
- 侧——少阳
}股臑外侧
  - 前——阳明
  - 中——少阳
  - 后——太阳
}止于足趾间（交足三阴经）

足三阴经循股臑内侧
- 内踝以上八寸
  - 前——厥阴
  - 中——太阴
  - 后——少阴
- 内踝八寸以上
  - 前——太阴
  - 中——厥阴
  - 后——少阴
}止于胸腹（交于三阴经）

3. 表里关系

表里关系即是经络表里相合。阳者主表，阴者主里，一阴一阳，一脏一腑，一表一里，构成一个完整的统一整体。

十二经脉内系六脏（包括心包）、六腑，脏脉属脏络腑，腑脉属腑络脏。例如：

手太阴 ——（属）→ 肺 ⇄（络） 大肠 ←（属）—— 手阳明

4. 流注次序

起于中焦，从肺开始，而终于肝，再由肝上注肺。首尾相贯，如环无端。其衔接规律是脏与腑相接，腑与脏相连，其流注顺序如讲义所列之表。可用歌括以概括之。

> 一肺二大三是胃，四脾五心六小肠，
> 七膀八肾九心包，三焦胆肝以次详。

（三）循行部位

从略。

三、奇经八脉

奇经的含义：

不同于寻常的叫奇，亦即奇异奇特之义。所谓奇经有两种含义：

（1）十二经发现得早，八脉发现得较晚，故以为奇，如经外奇穴一样。

（2）奇经与十二经相对而言，因他异于正经，故称奇经。

八脉的特点：

（1）循行无逆顺之异，除常脉外，余皆由下而上行。

（2）上肢无奇经的分布。

（3）与脏腑并无络属和表里相合的关系。但与奇恒之腑有连属，如冲、任、督起于胞中（故有"一源而三歧"之说），督脉入属于脑。

（4）除督任二脉有专穴外，其余六脉的腧穴皆附于正经。

八脉的作用：

（1）八脉纵横交错于十二经脉之间，进一步密切了经脉之间的联系。

（2）储存和调节气血：正经气血旺盛，可以注蓄于奇经；当十二经脉气血不足之时，八脉再把气血还流到十二经中以调整气血的相对平衡。

八脉相互联系 $\begin{cases} 督、任、冲——起于胞中，出于会阴（"一源三歧"）\\ 任督——在唇内相交接 \\ 阴阳跷——在眼睛会合 \\ 阳维与督脉——在项部会合（风府、哑门）\\ 阴维与任脉——在颈部会合（天突、廉泉）\end{cases}$

1. 督脉

（1）循行路线：起于胞中→会阴→腰（沿脊柱正中线）→背→脑→头顶→额→鼻→上唇。

（2）基本功能：督有总督的含义，能总督一身之阳经，手足三阳经脉皆汇聚于督脉的大椎、神庭、百会等穴，故称为"阳脉之海"。

2. 任

（1）循行路线：起于胞中→会阴→阴阜→腹胸（前正中线）→咽喉→颊下→环绕口唇→目眶下。

（2）基本功能：能总任一身之阴脉，手足三阴经脉皆会于任脉的上中下三脘和关元、中极等穴。冲脉、阴维脉亦会于任脉，故称为"阴脉之海"。因其起于胞中，能妊养胎儿，故又有"任主胞胎"之说。

3. 冲脉

（1）循行路线：

起于胞中→会阴→绕肛门→上行脊柱里→与督脉通

　　　　气街→与足少阴经相并→挟脐上行→胸中→咽喉→绕口唇
　　　　　→目眶下

　　　　与肾经相合→沿下肢内侧→股→经→跟骨上缘→足大趾

（2）基本功能：冲有要冲（要道）之意，冲脉有总管全身气血的功能，为十二经脉的要冲，分布范围比较广泛，能总统诸经气血，故又称为"经脉之海"。

与生殖的关系：《素问·上古天真论》说："女子二七而天癸至，任脉通，太冲脉盛，月事以时下，故有子。"

与髭鬚的关系：《灵枢·五音五味篇》说："妇人无鬚者，无血气乎……今妇人之生，有余于气，不足于血，以其数脱血也，冲任之脉不荣口唇，故鬚不生焉。"

4. 带脉

（1）循行路线：起于季胁下缘→带脉穴→横行绕身一周→斜向前下方与五枢、维道二穴相连。

（2）基本功能：带有腰带的含义，能统束直行诸经，使不妄行。

5. 阴跷脉、阳跷脉

（1）循行路线

阴跷脉：起于内踝下→下肢内侧→前阴→腹胸→缺盆┐

　　　　（与手足太阳经、阳跷脉会合）目内眦→人迎←┘

阳跷脉：起于外踝下→沿腹胸外侧→肩→口角→目内眦┐

　　　　　　　风池←入发际←┘

（2）基本功能：跷有轻健跷情之意，两跷脉共同主持机体的运动功能，能使肢体运动轻劲灵活。眼睛的开合，亦与跷脉有关。

6. 阴维脉、阳维脉

（1）循行路线：阴维脉起于筑宾，与足少阴、足太阴、足厥阴、任脉交会。

筑宾→腹（与足太阴脾经同行）→胁（与足厥阴肝经相合）→廉泉（与任脉相合）

阳维脉起于金门穴（与少阳胆经并行）→身侧→风池→头

（2）基本功能：维是维系，能维系诸经之脉。阳维与手足三阳相维系，其中与膀胱、胆二经更为密切；阴维与足三阴经、任脉相维系。

奇经八脉，相互之间也是有联系的，例如：

八脉相互联系
$\begin{cases}
督、任、冲——起于胞中，出于会阴 \\
任、督——在唇内相交接 \\
阴跷、阳跷——在眼睛会合 \\
阳维与督脉——在项部会合（风府、哑门）\\
阴维与任脉——在颈部会合（天突、廉泉）
\end{cases}$

四、经别、别络、经筋、皮部

经别、经筋、皮部从略，兹将别络作以概述。

十五别络，是从经脉别出的主要络脉。十二经及督、任二脉各有一个别络，加上脾经的另一个大络，合为十五个别络。对络的概念，不能理解为只是一条线，而是应当看作是一条以上的分支，散布于所在的区域内。

五、经络的生理及经络学说的应用

（一）经络的生理功能

1. 人体各个组织器官的联络

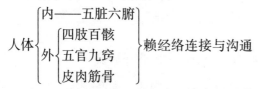

人体
$\begin{cases}
内——五脏六腑 \\
外\begin{cases}四肢百骸\\五官九窍\\皮肉筋骨\end{cases}
\end{cases}$ 赖经络连接与沟通

《灵枢·海论篇》说："夫十二经脉者，内属于脏腑，外络于肢节。"

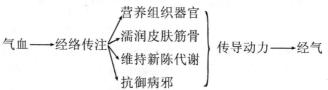

气血——经络传注
$\begin{cases}
营养组织器官 \\
濡润皮肤筋骨 \\
维持新陈代谢 \\
抗御病邪
\end{cases}$ 传导动力——经气

2. 人体气血循环运行的通路

《灵枢·本脏篇》说："经脉者，所以行气血而营阴阳，濡筋骨利关节者也。"

经络的传注动力，一般称之为"经络之气"，简称"经气"，而经气的来源，又有赖于气血的充养。

3. 感应传导

感应传导为针灸"得气"和"行气"现象。

4. 调节功能平衡

总之，经络在生理上起到联系各个组织器官，通行气血，抗御外邪，调节功能平衡和反应传导等作用。

（二）经络学说的应用

1. 阐释病理变化

经络既然能交通脏腑，运行气血，必然也能传变疾病。

$$传变疾病\begin{cases}由外而内\\自内而外\\脏腑之间\end{cases}$$

（1）经络受病可以内传于脏腑：邪中皮毛→络→经→腑→脏。

（2）脏腑有病，可以反映于体表：经络在内，各自分属脏腑，在外有一定的循行路线和分布区域，所以内脏有病可以通过经络的道路反映于体表。例如：

$$内病外见\begin{cases}胃火——牙龈肿痛\\肝火——目赤羞明\\胆火——耳痛耳聋\\肾病——腰痛、膝软、骨弱\end{cases}经络传导反映$$

（3）是脏腑病变相互影响的途径：内容见讲义，兹从略。

2. 指导疾病的诊断和治疗

（1）指导疾病的诊断：由于经络有一定的循行部位和与脏腑的关系，故经络可以反映所属脏腑和循行部位的病证。临床上根据所反映的症状、体征、压痛点，可以推断病在何经、何脏、何腑。例如，头痛一证，因痛的部位不同，就有三种不同的内部联系。

$$头痛\begin{cases}痛在前额——阳明胃经\\痛在脑后——太阳膀胱经\\痛在两侧——少阳胆经\end{cases}$$

例如，寸口诊脉法，亦是以经络理论为指导的，故《难经》一难说："十二经皆有动脉，独取寸口，以决五脏六腑死生吉凶……寸口者，脉之大会，手太阴之脉动也。"

《伤寒论》六经分证法则，也是在经络学说的基础上发展起来的。例如：太阳病的头痛、项强；少阳病的胁痛、耳聋等，这就是根据经络的循行部位而确定的。

（2）指导临床治疗：①在辨证施治和用药方面。根据各经循行部位和病理表现，进行辨证施治；按药物的归经性能以选用药物，例如：麻黄辛温入肺、膀胱经，可发汗、平喘、利尿；柴胡苦平微寒入肝胆经，可解热开郁，疏行结气。②在针灸、推拿按摩方面。腧穴是人体气血转输的交会点，故针灸、推拿按摩与疾病相关的经穴，便可治疗该经的病证。

由此可见，临床上按经选药，循经取穴，推拿按摩等都是以经络理论为依据的，贯串在中医学的理、法、方、药各个环节之中，是内、外、针灸各科都必须掌握的理论基础。

复习思考题

1. 什么叫经络？

2. 经络系统包括哪些内容？

3. 十二经脉命名原则怎样？

4. 简述十二经脉的体表循行和所属络的脏腑。

5. 十二经脉的走向与交接规律怎样？

6. 十二经脉的表里关系怎样？

7. 十二经脉流注次序怎样？

8. 十二经脉的主要生理功能有哪些？

9. 何谓奇经八脉？都有哪些作用？

10. 试述冲、任、督、带四脉的循行及生理功能。

第十章　气血津液

气血津液，是构成人体的基本物质，也是脏腑、经络等组织器官进行生理活动的物质基础。

气、血、津液都是精微物质，但从其相对性来说，又可分为阴阳两类。

气——活力很强，具有推动、温煦等作用——阳。

血、津液——液态物质，具有濡养、滋润等作用——阴。

二者互为联系，互为因果。

此外，精也是构成人体的基本物质，已在肾中讲过，不再重复。

一、气

（一）气的基本概念

气 ｛在自然——构成世界的基本物质
　　在人体 ｛构成人体的基本物质
　　　　　　维持人体生命活动的基本物质

《周易·系辞》："天地氤氲，万物化醇。"

氤氲：氤，麻帛。氲，棉絮。氤氲是缠绵交密之意。醇，构合。

此言天地二气缠绵交密，互相会合，使万物感应，精纯完固。

《素问·宝命全形论》说："人以天地之气生，四时之法成。"意思是说，人依靠天地之大气和水谷之精气而生存，随着四时生长收藏的规律而成长。

《素问·六节藏象论》说："天食人以五气，地食人以五味……神乃自生。"

五气：臊气、焦气、香气、腥气、腐气。

五气由鼻吸入，储藏于心肺，心主荣面色，肺主音声，因而能使面部五色明润，肺的音声洪亮。

中医学的气，名目较多，但概括起来有两个含义。

物质之气 ｝相互联系，相互为用
功能之气

何谓物质之气，正如前述。此谓功能之气，是指脏腑组织的活动能力，如脏腑之气、经脉之气等。这种气是通过脏腑的功能活动而显示其存在。但不是本章所讨论的内容。

此外，气还有一种含义，临床上所说的气，多数是指脏腑功能失调引起的病状，如"胃气不降""肝气犯胃"等。

（二）气的生成

从其来源讲，可分为三个方面：

先天之精气——禀于父母，藏之于肾
后天之精气（谷气）——源于水谷，生于脾胃　｝统称正气
自然界之清气——由肺吸放

由此可见，气之盛衰与否，与肾、脾胃、肺的生理功能是否正常密切相关。从其生成过程来讲，脾胃的运化功能更为重要，因为人既生之后，先天之精气，也必须靠水谷精气以完善，才能发挥其作用。

总之，气在人体，上下内外，无处不有，无处不到，人们一切活动全赖有此气的存在，气充则体健而寿永，气衰则体弱而毒侵，得其平则安，失之偏则病。《景岳全书·传忠录》云："行医不识气，治病从何据。"又云："气聚则生，气散则死"，"病之生也，不离乎气，而医之治病也，亦不离乎气。"

（三）气的生理功能

1. 推动作用

中医学认为气主宰着人体的一切功能活动，凡血液的运行，津液的输布，饮食的消化，营养的吸收，以及汗、尿、大便的排泄等无不靠气的作用，正为《灵枢·脉度篇》说："气之不得无行也，如水之流，如日月之行不休。"反之则病。例如：

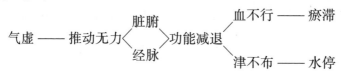

2. 温煦作用

煦是温和之义，人身有阳气，犹天之有日，天有日则大地温暖，人有阳气则体温正常，各脏腑组织功能活动，血和津液的输布循环，均需阳气的温煦，才能正常进行。故以畏寒怯冷，四肢不温作为诊断阳气虚弱的重要依据之一。

阳气不足——温煦无力〈畏寒怯冷／四肢不温〉阳虚则外寒

当然，气聚不散，郁而化热的气实证，也可出现热的症状。

3. 防御作用

气能卫表御邪，故《素问·生气通天论》说"阳者卫外，而为固也"，又曰："阳密乃固。"

气 {
未病之前——"正气存内，邪不可干"——拒邪于外
既病之后 {
——邪之所凑，其气必虚 —— 发病
正气来复，驱邪外出 —— 病愈
}
}

4. 固摄作用

固摄 {
血液
汗液
尿液
精液
} 失常——→血出、汗泄、尿频、精遗

5. 气化作用

人体气化作用是多方面的，概括起来，有两个意义：

气化 {
精气津血 {
各自生成
相互转化
}
脏腑功能 {
本脏功能
相互配合
}
} 气化流行，生生不息

（四）气的运动和运动形式

气的运动称为"气机"，其基本形式，可归纳为升、降、出、入四种。

人体各个脏器组织，都是气的升降出入的场所，故《素问·六微旨大论》说："升降出入，无器不有。"

人的生命活动，从根本上来说，也就是气的升降出入运动。故《素问·六微旨大论》说："非出入则无以生长壮老已；非升降则无以生长化收藏。""出入废则神机化灭；升降息则气立孤危。"这充分说明了这一运动对人体和一切生命活动的重要意义。

升降出入的相互关系是相互关联、相互协调的，升中有降，降中有升，出中有入，入中有出，经常维持在协调平衡状态。若是升降出入运动失常，就会出现气逆或气陷、气脱或气结等病理状态。

升降出入，必须保持平衡协调，是从人的整体而言的，从局部来论，也是各有侧重的，但都有一定的规律。

（五）气的分布与分类

1. 元气

元气，又名"原气""真气"（真元之气），是人体生命活动的原动力。

（1）组成与分布：元气发源于肾，为先天之精所化生，赖后天水谷之气以充养，借三焦之道路，布于全身，推动一切组织器官的功能活动。

（2）主要功能：元气具有极其强大的生命活力，各个脏腑、各条经脉、各部组织都必须得到元气的推动、激发与温煦，才能发挥其生理功能的作用。所以，元气愈充沛，则脏腑愈强盛，身体愈健康。

2. 宗气

宗气，是积于胸中之气，称宗气者，是说它为一身气血运行之宗始，此气发于膻中，乃又归于膻中，故称宗气（称为"气海"）。宗者本也、主也。王冰曰："宗谓十二经脉之尊主也。"

（1）组成与分布

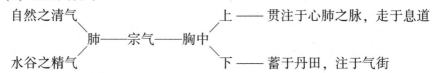

由此可见，宗气的盛衰与否，与肺的呼吸功能和脾胃的运化功能有着密切关系。

"气街"即是阳明胃经的气冲穴。注于气街，指心脉下行，经气街下注于足。

（2）主要功能：宗气的功能，主要是推动肺的呼吸和心血的运行。①走息道以司呼吸：帮助肺脏维持呼吸运动，关系语言、声音、呼吸的强弱。②贯心脉以行血气：贯注心脉，推动血液循环，凡气血的运行、肢体的寒温和活动能力，多与宗气盛衰有关。

3. 营气

营有经营、营养之意，又称"荣气"，其性柔顺，行于脉管之中。营对血言，血为体，营为用，血属形，营属气，二者皆行脉中，不能截然分开，故常"营血"并称。

（1）组成与分布

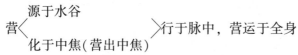

营在脉中，是一种精微物质，含有组成血液的重要成分，为血中之气。人

身上下内外，各个组织、各个器官均须得到营气的滋养。

（2）主要功能：营养人体，化生血液。

4. 卫气

卫气是运行于脉外之气，具有防御、保卫的作用。

（1）组成与分布：卫气也是水谷之气所化生，其性慓疾滑利（行快而猛），游走窜透，行于脉外。

肓膜：凡腹腔肉理之间，上卜空隙之处，皆谓之肓膜。

分肉：近骨之内，与骨相分。

（2）主要功能：①保卫肌表，抗御外邪。②温养脏腑、肌肉、皮毛等。③调节汗孔的开合，保证体温的相对恒定。

卫气与营气的关系：卫气与营气，是同源异流而又功能有别的两种精微物质。所谓同源，就是皆来源于水谷精微，所谓异流，就是行于脉内的叫"营"，为水谷之清气，属阴；行于脉外的叫"卫"，为水谷之浊气，属阳。

这里的"清浊"，并不是指质而言，是指性能而言，可谓清是含有柔和的意思；浊含有刚悍的意思。

营卫之气应经常保持和谐，反之可出现营卫不和之证。由于其性能不同，出现的症状也有所不同，如《素问·逆调论》说："营气虚则不仁，卫气虚则不用，营卫俱虚则不仁且不用。"这就是营卫之气不足，肌腠、经脉失濡养、失温煦的一种病态表现。"昼精而夜暝"就是"营卫之行，不失其常"（《灵枢·营卫生会篇》）的一种表现。

总之，中医学对气是非常重视的，尤其是元气，它关乎人体生命活动的问题，如"脏腑之气""经络之气"等也都是元气所派生的，属于元气的一部分。

二、血

1. 血的基本概念

血是构成人体和维持人体生命活动的基本物质之一，而且是有规律地在脉中循环运行。①血是红色液体，营养和滋润作用很强。②有规律地在脉中循环运行。

2. 血的生成

中医学对血的生成，有如下认识：

（1）脾胃是血液生化之源：血液是由脾胃吸收运化的水谷精微变化而成。故《灵枢·决气篇》说："中焦受气取汁，变化而赤，是谓血。"

中焦指脾胃。

中焦受气取汁——中焦受谷之气，取谷之味。

脾胃——→水谷精微——→营气——→上输心肺——→气化——→血
　　　　　　　　　　　　　　　　　　　　　　注
　　　　　　　　　　　　　　↓
　　　　　　　　　　　全身

故《灵枢·营卫生会篇》说："中焦亦并胃中，出上焦之后，此所受气者，泌糟粕，蒸津液，化其精微，上注于肺脉，乃化而为血。"

中焦亦并胃中——中焦之气的布散也和上焦一样起于胃中。

出上焦之后——后是时间的先后，因营阴卫阳，营柔卫刚，故营气出发的时间，则在上焦之后。

血液的化生，还必须有营气的参与，故《灵枢·邪客篇》说："营气者，泌其津液，注之于脉，化以为血。"营气是从脾胃化生来的，是血液生成的最基础物质，所以《读医随笔》（清·周学海撰）也说："生血之气，营气也。营盛则血盛，营衰则血衰。"

这是中医学传统的血液化生的概念，所以对血虚的病证，多从脾胃着手治疗。

（2）精化为血：肾藏精，肝藏血，二者可以相互资生，相互转化，但以肾精为关键。因此，对血虚患者的治疗，不仅要补脾补营，而且要补肾填精。

3. 血的功能

（1）血能濡养：血中含有营气、津液等营养物质，循环运行脉道之中，以养之濡之。人体各部组织，均须得到血液的充分濡养，才能进行各种生理活动。故《素问·五脏生成篇》说："肝受血而能视，足受血而能步，掌受血而能握，指受血而能摄。"

（2）血能荣色：人的面色红润、毛发润泽等，皆是血的营养、滋润的结果。

（3）血能生神：血是神志活动的物质基础。正如张景岳曰："形者神之体，神者形之用，无神则形不可活，无形则神无以生，故形之肥瘦，营卫血气之盛衰，皆人神之所赖也。"

血的病变，常从症状呈现出来，例如：

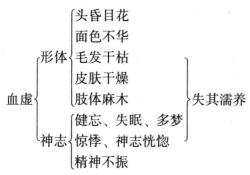

血虚 {
　形体 {
　　头昏目花
　　面色不华
　　毛发干枯
　　皮肤干燥
　　肢体麻木
　神志 {
　　健忘、失眠、多梦
　　惊悸、神志恍惚
　　精神不振
} 失其濡养

4. 血的运行

血液运行循环于脉中，在心、肝、脾、肺等脏腑共同作用下，以保证血流在全身的运行。

心主血脉——推动血液运行
肺朝百脉——血液布散全身
肝藏血 {
　主疏泄——血液运行正常
　主调节——适度供应需要
}
脾统血 {
　生化之源——不断补充
　统摄——血不外溢
} 环环相扣，缺一不可

血与肾是否有关呢？张景岳说："夫肾主五液，而谓血不属肾，吾不信也。""血者水谷之精也，源源而来，而实生化于脾，总统于心，藏受于肝，宣布于肺，施泄于肾，而灌溉一身。"

三、津液

1. 津液的基本概念

津液是体内一切正常水液的总称，主要指体液而言，包括唾液、胃液、肠液、涕、泪和汗、尿等。

水谷精微，经过三焦气化，分别变化成为津和液。津则随三焦之气运化，内而脏腑，外而皮毛，无处不有，无处不到。液则从三焦而入骨节、筋膜、孔窍、脑髓等部分。二者各发挥其正常作用。

性质 {
　津——清而稀——流动性较大
　液——浊而稠——流动性较小
} 津属阳，主外泄；液属阴，主内濡

津和液，虽然有性质上与功能上的区别，但二者本属一体，往往相互影响和转化，故不应严格区分，临床上常津液并称。

2. 津液的生成、输布和排泄

津液的生成、输布和排泄是比较复杂的，在脾、胃、肺、大肠、小肠、胃、膀胱、三焦等共同作用下，才能完成其形成和整个代谢过程。

《素问·经脉别论》说："饮入于胃，游溢精气，上输于脾。脾气散精，上归于肺，通调水道，下输膀胱。水精四布，五经并行……"

游溢——浮游、涌溢之意，是精气满溢的形容词。

饮入于胃，游溢精气，上输于脾——"中焦如沤"之义。

脾气散精，上归于肺——"上焦如雾"之义。

通调水道，下输膀胱——"下焦如渎"之义。

五经：指五脏之经脉。

3. 津液的功能

《灵枢·决气》说："腠理发泄，汗出溱溱，是谓津。……谷入气满，淖泽注于骨、骨属屈伸，泄泽补益脑髓，皮肤润泽，是谓液。"

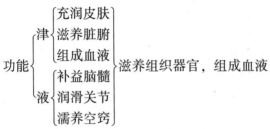

溱溱：形容微汗相续。津弥散到全身各部，发泄在皮肤之外的就称之为汗。汗出溱溱，是津之外见也。

淖泽：淖音闹。淖泽指水谷精微中滑腻浓厚的部分。

泄泽：泄指渗出，泽同上。

四、气血津液之间的相互关系

气血津液，都本于先天真元之气，而生产于后天水谷之精气，三者之间的关系非常密切。在生理上是相互依存、相互资生的，在病变上是相互影响的。

(一) 气和血的关系

1. 气能生血

$$气 \xrightarrow{促使} 精 \xrightarrow{化生} 血 \begin{cases} 气旺 —— 生血力强 \\ 气虚 —— 生血力弱 \end{cases} 气虚日久 \longrightarrow 气血双虚$$

2. 气能行血

血液在生成及运行的过程中，始终离不开气，故称气为血之帅。

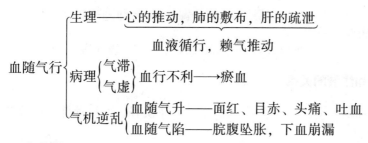

$$血随气行\begin{cases}生理——心的推动，肺的敷布，肝的疏泄\\[2mm]\begin{array}{l}血液循行，赖气推动\end{array}\\[2mm]病理\begin{cases}气滞\\气虚\end{cases}血行不利\longrightarrow瘀血\\[4mm]气机逆乱\begin{cases}血随气升——面红、目赤、头痛、吐血\\血随气陷——脘腹坠胀，下血崩漏\end{cases}\end{cases}$$

3. 气能摄血

参看"脾统血"和气的"固摄作用"内容，兹从略。

气为血帅，实际上就是概括以上三个方面气对血所发生的作用。

4. 血为气之母

气与血始终保持着相互对立、相互依存的关系。气为阳，是动力，血为阴，是基础。

$$血为气母\begin{cases}血能载气，气在血中——气不散失\\血能育气，气在血中——气有来源\end{cases}\begin{array}{l}若大出血，大出\\汗\longrightarrow气丧失\end{array}\begin{cases}气脱\\亡阳\end{cases}$$

所以说，气不能离开血液而存在。

气与血的生理关系极为密切，故在病变时互相影响，或气病及血，或血病及气，或气血不和，在治疗时，便应调整气血之间的关系。

（二）气和津液的关系

1. 气能生津

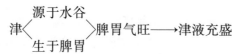

$$津\begin{cases}源于水谷\\[2mm]生于脾胃\end{cases}脾胃气旺\longrightarrow津液充盛$$

所以气津两伤之证亦属常见。在治疗津液伤耗之病时，勿忘适当加入补气之品。

2. 气能行（化）津

津液化生、输布及代谢过程，均离不开气的作用，尤其是肺、脾、肾之气的作用更为重要。由于气和津液之间的密切关系，故在病变时可互相影响，例如：

气滞 —— 气不行水 —— 津停
　　　　　　　　　　　　＞内生水湿痰饮，甚则水肿
津停 —— 气机不利 —— 气滞

3. 气能摄津，津能载气

气足则津固，津固则气存。可从病变观之。

$$\text{津气的病变关系}\begin{cases}\text{气失固摄 —— 多汗漏汗 —— 津随气脱}\\\text{津液流失 —— 大吐大泻 —— 气随津脱}\end{cases}$$

(三) 血和津液的关系

《灵枢·痈疽》说："中焦出气如露，上注溪谷，而渗孙脉，津液和调、变化而赤为血。"

津血同源，相互转化。

中焦出气如露——指中焦输出的营气，如雨露灌草本一样可以营养全身。

上注溪谷——肌肉的小会合处叫溪，大会合处叫谷。

而渗孙脉——津液渗溉于细小的络脉。

津液和调，变化而赤为血——津经气化作用，变成红色的血液。

本节经文，说明津液既有滋养作用，又是化生血液的基本物质。

由于津液是血液的组成部分，所以津液亡失，会影响血液的化源，从而出现血燥。反之，血液亡失，也可造成津液不足，出现口渴、尿少、便秘、皮肤干燥等症。所以有"亡血者禁发汗""亡津液者禁利小便"之戒。"夺血者无汗，夺汗者无血"也是这个道理。

复习思考题

1. 何谓气？其生成来源有哪些方面？

2. 气在生命活动中有何重要作用？

3. 如何理解气的运动形式？

4. 元气、宗气的生成、分布、主要生理功能如何？

5. 营气、卫气的含义是什么？它们是怎样生成的？二者的关系如何？各有何生理功能？

6. 何谓血？血液是如何生成的？

7. 血液的运行与哪些脏腑关系密切？

8. 血液的生理功能有哪些？

9. 何谓津液？津液是怎样生成的？有何生理作用？

10. 津液的输布和排泄与哪些脏腑有关？

第十一章　病　机

病机，是致病因素作用于人体后引起阴阳偏盛偏衰和邪正相互斗争的发展、变化与结局的机制。其包括发病、病因、病位、病性和传变、转归等多方面内容，可分为具体证候的机制和疾病的总机制，前者是后者的基础，后者是前者的概括和总结。

$$疾病时机体\begin{cases}病理性损害\\抵抗损害的防御\end{cases}最终结局\begin{cases}康复\\恶化\\死亡\end{cases}$$

病证的阴阳表里寒热虚实，往往交织夹杂，有病在上而反映于下，病在下而反映于上；病在表而反映于里，病在里而反映于表；虚证而呈实象，实证反见虚候等。因此，必须从分析病机入手，才能探求疾病的本质。疾病虽然如此复杂（有规律的复杂过程），但只要掌握一般规律，找出病机也是不难的。从总体来说，不外以下几个方面。

一、邪正盛衰

（一）邪正盛衰与虚实变化

在疾病发展过程中，正邪相争、力量对比关系上是存在着盛衰消长变化的，这就形成了临床所见的实证和虚证。

所谓实证，主要是指邪气过盛和机体功能亢盛，或机体正气虽伤而未衰，正气积极与邪气抗争，正邪相搏，斗争剧烈。在临床上即表现出一系列有余的（亢进的）证候。

$$实证\begin{cases}正邪相争，其势俱盛\\症状表现有余，亢盛\end{cases}"邪气盛则实"$$

所谓虚证，主要是指正气虚衰，功能衰弱，或正气不足以与邪气抗争。在临床上即出现一系列不足的（衰退的）证候。

$$虚证\begin{cases}正气不胜邪，正气溃散\\症状表现不足，衰弱\end{cases}"精气夺则虚"$$

形成虚实证，除与人体正气强弱有着重要关系以外，与病因性质和病程长短有关。一般说，外感六淫，或痰、食、血、水的停聚，常为形成实证的因素；阴阳气血不足，常为形成虚证的因素。从病程来说，疾病初期、中期多为实证，疾病后期或久病不愈多为虚证。

$$虚、实证的形成\begin{cases}病邪性质\begin{cases}外感六淫\\痰、食、血、水滞留\end{cases}实证\\\qquad\qquad阴阳气血不足——虚证\\病程\begin{cases}初、中期——为实证\\后期、久病——为虚证\end{cases}\end{cases}$$

但应注意，这是一般规律，在临床上往往呈现虚实夹杂证候。

$$虚实证的错杂\begin{cases}虚中夹实，实中夹虚\\真实假虚（大实有羸状），真虚假实（至虚有盛候）\end{cases}$$

（二）邪正盛衰与疾病转归

疾病的结局如何，主要取决于正邪争力量对比的变化，正胜邪却则病退，邪胜正衰则病进，阴阳离决则死亡。因此，疾病转归，实质上取决于邪正的消长盛衰。

$$致病因素\longrightarrow 人体\begin{cases}正气充实\begin{cases}病势轻浅\\病程短暂\end{cases}易治——痊愈\\正气虚衰\begin{cases}病势危重\\病程较长\end{cases}难治——死亡\end{cases}$$

二、阴阳失调

阴阳失调，是疾病发生的内在根据，中医学认为致病因素作用于人体后，必须通过机体阴阳的失调才能形成疾病。

（一）阴阳偏胜

1. 阳偏胜

阳偏胜，即是阳盛。阳盛是机体脏腑组织器官兴奋性高、代谢活动增强的一种反应。它可以由于温热外邪侵袭或情志郁而化火所致。所谓"阳胜则热"，系指在病理上阳盛，易于出现化热、化火、化风等病理过程，常表现为发热、昏厥、抽搐等一系列临床证候。

"阳胜则阴病……"

$$阳胜则阴病\begin{cases}相对的阴虚——实热证\\绝对的阴虚——虚热证或实热兼阴亏证\end{cases}$$

2. 阴偏胜

阴偏胜，即是阴盛。所谓阴盛，是机体脏腑组织器官抑制性增高，代谢功能障碍的一种反应。既可由于寒湿之邪侵袭，超过人体阳气的温运功能所引起，亦可由阳气虚弱，无力温煦运化阴液所致。前者属实，后者属虚，虚实夹杂。所谓"阴胜则寒"，是指在病理上常表现为阴寒内盛或阳气不足的证候，如形寒肢冷等症，故曰"阴胜则阳病"。

（二）阴阳偏衰

1. 阳偏衰

阳偏衰，即是阳虚。阳虚，是机体脏腑组织器官的反应性低下，代谢活动减弱，本身生理功能减退的一种反应。阳气不足则相对地造成阴寒内盛，即所谓"阳虚生寒"，常表现为恶寒、肢冷、水液输布障碍等一系列临床证候。多见于脾肾阳虚之证。

阴偏胜与阳偏衰在病机上与证候上的区别：

$$\left.\begin{matrix}阳虚则寒\\阴胜则寒\end{matrix}\right\}区别\left\{\begin{matrix}虚而有寒——虚寒证\\寒而不虚（虚象不显）——实寒证\end{matrix}\right.\left.\right\}治疗\left\{\begin{matrix}温阳为主\\散寒为主\end{matrix}\right.$$

2. 阴偏衰

阴偏衰，即是阴虚。阴虚是机体由于精、血、津液等阴液不足，相对地造成阳气偏亢，而使机体脏腑组织器官的功能活动虚性亢奋的一种反应，即所谓阴虚生内热。在临床上主要表现为虚热证候，如五心烦热、骨蒸潮热等，多见于肝肾阴虚之证。

阴虚则热与阳胜则热在病机上与证候上的区别：

$$\left.\begin{matrix}阴虚则热\\阳胜则热\end{matrix}\right\}区别\left\{\begin{matrix}虚而有热——虚热证\\热而不虚（虚象不显）——实热证\end{matrix}\right.\left.\right\}治疗\left\{\begin{matrix}滋阴为主\\去热为主\end{matrix}\right.$$

由此可见，热可以由于阳盛，亦可由于阴虚；寒可以由于阴盛，亦可由于阳衰。偏盛属实，偏衰属虚，这就是寒和热的实质。

（三）阴阳互损

肾的阴阳虚损或失调，是阴阳互损的前提条件。因此，在治疗上要顾及肾。

1. 阴损及阳

阴为阳之基，阴损到一定程度时，阳则生产化不足或无所依附而耗散，导致以阴虚为主的阴阳两虚证。如肝阳上亢证：

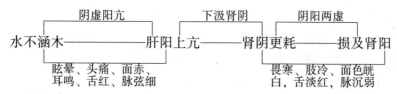

2. 阳损及阴

阴赖阳以化生，若阳虚日久，阴液化生不足，便可导致以阳虚为主的阴阳两虚证。例如水肿：

$$水肿（阴水）\begin{cases}阳气不足\\气化无力\end{cases}\begin{matrix}水液代谢障碍\\阴无以生\end{matrix}\begin{cases}消瘦，烦躁升火\\瘿疯\end{cases}阴阳两虚$$

（四）阴阳格拒

在邪正斗争比较激烈，身体功能比较紊乱的情况下，常出现寒热真假的现象。

1. 阴盛格阳

阴盛于内，格阳于外（里寒外热）——"格阳"证（真寒假热）。

"格阳"证，身虽热反欲盖衣被，口渴喜热饮，面红浅而娇嫩，脉大而无力，还有见到舌淡苔白等一派寒象。《伤寒论》中第317条就是阴盛格阳证候。

此外，"戴阳"证，与此机制相同，是下真寒上假热的病态。

2. 阳盛格阴

热极深伏，阳热内结，郁闭于内，格阴于外（阳气被郁，不能外透）——格阴证（真热假寒）。

这种因热而出现的厥逆，叫作"热厥"或"阳厥"，亦即热深厥深之义。此患者手足虽清冷，但身热不恶寒，脉虽沉但数而有力，不难辨认。

（五）阴阳亡失

1. 亡阳

$$亡阳成因\begin{cases}正不敌邪\\素体阳虚\\过度疲劳\\过用汗法\end{cases}阳气脱失，症见\begin{cases}大汗淋漓\\皮肤手足逆冷\\脉微欲绝\end{cases}阳回则生，不回则死$$

2. 亡阴

亡阴成因 { 热邪炽盛 / 邪热久留 } 煎灼阴液 / 大吐大泻——阴液骤耗 } 阴液脱失，症见 { 喘渴烦躁 / 手足虽温 / 汗多欲脱 } 阴多则生，不多则死

无论亡阳或是亡阴，最终导致阴阳两亡，生命终止。

总之，疾病变化，虽然较为复杂，但皆可以用阴阳失调概括之。

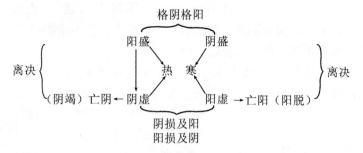

三、气血失常

（一）气的失常

1. 气虚

气虚成因（元气） { 先天禀赋不足 / 后天失养 / 生成不足 / 久病 / 过劳 } 倦怠乏力，精神萎靡

元气亏虚，不仅出现气虚证候，而且会影响到血、津液的生成输布，从而发生病变。

2. 气机失调

（1）气滞：气宜行不宜滞，滞则即病，既可由于情志引起，也可由痰、湿、食、瘀等邪引起。气滞为病，既可在局部，也可在全身，常出现胀满、疼痛之病，进而又可引起水停、血瘀。

（2）气逆：气逆是指气机升降失常，升多降少之病，一般说，逆在某一脏腑，就在某一脏腑出现症状，如肺气上逆，发为咳逆上气；肾气上逆，发为呕吐、呃逆等。

气逆于上，多为实证，但虚证亦不少见，治疗时不可不慎。

（3）气陷：气陷是气虚的一种，除可引起内脏下垂以外，更多的则是中气下陷。

此外，火气（宗气）下陷证，临床亦不少见。张锡纯在《医学衷中参西录》中论述较详，并制定升陷汤一方。他说："胸中大气下陷，气短不足以息，或努力呼吸，有似乎喘，或气息将停，危在顷刻。其兼证，或寒热往来，或咽干作渴，或满闷怔忡，或神昏健忘，种种病状，诚难悉数。其脉象沉迟微弱，关前尤甚。其剧者，或六脉不全，或参伍不调。"又说："医者不知病因，犹误认为气郁不舒，而开通之。其剧者，呼吸将停，努力始能呼吸，犹误认为气逆作喘，而降下之，则陷者益陷，凶危立见矣。"

升陷汤：生黄芪 18g，知母 9g，柴胡 4.5g，桔梗 4.5g，升麻 3g。

气分虚极下陷者，酌加人参数钱，或加山萸肉数钱，以收敛气分之耗散。

（4）气闭和气脱：气

$$\left\{\begin{array}{l}\text{闭——气机郁闭——外出受阻——闭厥}\\ \text{（多为浊邪外阻，或气郁之极所致）}\\ \text{脱——气机涣散——气不内守——虚脱}\\ \text{（各种虚脱病变）}\end{array}\right\}\begin{array}{l}\text{闭宜开，}\\ \text{脱宜固，}\\ \text{急救挽危}\end{array}$$

气闭（内闭）常见症状：突然神志昏迷，牙关紧闭，两手握固，或兼见四肢厥冷。脉多沉状，或弦急或洪数。

气脱（外脱）常见症状：汗出如珠，四肢厥冷，口开目合，手撒尿遗，脉微欲绝。

（二）血的失常

1. 血虚

血虚，是指营血不足，或血的濡养功能减退的病理状态。血虚原因较多，一般多由于失血过多，脏腑虚损，化生精血功能减退或障碍等所造成，从而出现一系列血虚症状。

2. 血瘀

病理——血液运行迟缓，不流畅，瘀于一定处所。

$$\text{病因}\left\{\begin{array}{l}\text{气滞——运行受阻}\\ \text{气虚——推动无力}\\ \text{痰浊阻络——血行受阻}\\ \text{寒邪入血——血凝}\\ \text{热灼血液——血结}\end{array}\right.$$

症状 {
疼痛——痛有定处，得寒温不减
肿块（病）——按之觉硬，推之不移
皮肤瘀斑
} 伴见面目黧黑，唇舌紫暗

3. 血热

血热 {
耗血——呈血虚之象
伤阴——呈津液不足之象
动血 {
运行加速——血未出脉外
迫血妄行——血已出脉外
}
} 均有明显热象

（三）气和血互根互用的功能失调

{
气滞血瘀——气滞可致血瘀（肝病多见），血瘀亦可致气滞（心病多见）
气不摄血——气虚固摄无力——各种出血
气随血脱——突然大出血，气失载体
气血两虚——多在慢性疾患中出现
气血不荣经脉 {
气血虚衰
气血失和
} 经脉失养
}

四、津液代谢失常

津液代谢失常 {
津液不足（津易复而液难复）——津伤化燥 {
产生干燥失润病态
动风
}
津液输布，排泄障碍——水液停聚 {
痰饮
水肿
}
津液与气血功能失调 {
津停气阻——受阻部位不同，见证亦各异
气随液脱——气失依附而致散失
　　（吐下之余，定无完气）
津枯血燥 {
虚热内生——五心烦热，鼻咽干燥
血燥生风——皮肤瘙痒、脱屑等
}
津亏血瘀——津液走失，因燥而瘀
}
}

五、内生"五邪"

（一）风气内动

在疾病发展过程中，由于机体脏腑组织间阴阳气血功能失调，出现动摇、抽搐、震颤等症状，称为"内风"，亦称为"风气内动"，内风多与肝有关，故又称"肝风内动"，正如《素问·玉真要大论》说："诸风掉眩，皆属于肝。"

肝藏血，开窍于目，淫精于筋。动摇眩晕的证候，都与血、目、筋的失常有关。由此构成风气内动与肝的病理关系。

1. 肝阳化风

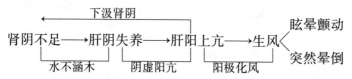

治则：滋阴潜阳熄风。

肝阳化风，突然晕倒，半身不遂，属于"中风"病。所谓中风，是说发病急骤，好像暴风摧残树木，而致枝断干摇的情况相同，故临床上将此类疾病类比为中风。

中国医药学对中风的认识，有个过程：

唐代以前以"内虚邪中"立论。

$$\text{金元}\begin{cases}\text{刘河间主心火暴盛}\\\text{李东垣主正气自虚}\\\text{朱丹溪主湿痰化热生风}\end{cases}$$

明·张景岳倡"非风"之说。

2. 热极生风

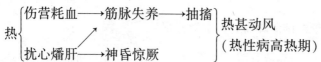

此证常见于遍烧引起的惊厥、抽搐。在未转入虚脱之前，多属实证。

治则：清热凉肝熄风。

3. 阴虚风动

在病变过程中，由于津液亏损，筋脉失养，出现缓弱的抽搐（蠕动）、震颤、肉瞤。多见于热病后期，属虚风内动。

治则：大补阴液以熄风。

4. 血虚生风

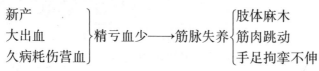

治则：养血熄风。

此外，尚有血燥生风。此病主要临床表现为皮肤干燥，肌肤甲错，皮肤瘙痒，落屑等。

（二）寒从中生

1. 主要症状

面色苍白，舌体胖淡，苔白滑润，畏寒喜暖，手足厥冷，脉象沉迟。

2. 内寒病机

内寒是由于脏腑阳气虚衰所引起，主要与肾阳、脾阳虚衰有关。脾胃阳气虚衰，机体失其温煦，最易表现虚寒之象。在脾肾阳虚之中，尤以肾阳虚为重要。故《素问·玉真要大论》说："诸寒收引，皆属于肾。"

阳虚则气化功能减退（阳不化阴），人体水液代谢机能就要发生障碍或衰退，从而出现病理性产物的停滞积聚，发生肿胀、痰饮之类疾患。

寒的病理表现，原以虚寒为特征，但因阳虚导致阴盛，也有阴寒弥漫的本虚标实之证。

3. 内寒与外寒的区别

内寒外寒虽同属于寒，但一属病因，一属病机，二者是不同的。

内寒 } 区 { 属病机，虚而有寒，以虚为主 } 联 { 内寒患者，易感外寒
外寒 } 别 { 属病因，一般寒而无虚，以寒为主 } 系 { 外寒伤人，可致内寒产生

（三）湿浊内生

体内水谷津液输转代谢的功能障碍，从而引起水分之蓄积停滞，便称内湿。其临床表现，多见食欲减退，胸脘闷胀，口淡乏味而腻，便溏、泄泻，身体沉重乏力，舌质淡，苔白腻等脾虚湿困之症。此外，因湿邪阻滞的部位不同，见症亦不同，临床故有"治湿不健脾，非其治也"之说，当细辨之。

水湿停聚，首责在脾，但与肾有密切关系，因肾阳为诸阳之本，肾阳虚衰，脾失温化，以致脾肾之阳俱虚，从而形成内湿。

素体虚
肥甘厚味
恣食生冷 } 脾——→运化无力——→水液不化——→聚而成湿
肾阳虚衰

内湿和外湿的关系。内容见讲义，兹从略。

总之，内湿产生，多与脾肾阳虚有关，故在治疗上，应着重健理脾肾，温阳化水。

（四）津伤化燥

内燥多由精血亏虚，津液伤耗，导致身体各部组织干枯失调的病理变化。所以《素问·阴阳应象大论》说："燥胜则干。"燥证不仅在肢体外表上表现燥的征象，而且更多地表现在内脏病变上，如肺燥、胃燥、肠燥等。

内燥病理表现，若以气血划分，则有气燥（气燥津伤）及血燥（精亏血燥）；若从人体部分划分，可分上燥、中燥、下燥；若从脏腑划分则有肺燥、胃燥（包括肠燥）、燥伤肝肾。而这三种划分方法，实际包含了内燥的程度和阶段，它们之间又是有机联系的。

在治疗上则以润燥、生津、养血为主，总以濡润为原则。

（五）火热内生

$$火自内生\begin{cases}实——阳盛火旺——实火证候\\虚——阴虚火旺——虚火证候\end{cases}$$

其病理：

（1）阳气过盛化火 $\begin{cases}阳气过亢\\功能亢奋\end{cases}$ 耗伤阴液——火旺（壮火）

多见于年轻体壮，素体阳盛之患者。故朱丹溪在《格致余论》中说："气有余便是火。"

（2）邪郁化火 $\begin{cases}外感六淫\\痰、食、瘀血\end{cases}$ 导致阳气郁滞——化火

（3）阴虚火旺 $\begin{cases}精亏血少\\阴液大伤\end{cases}$ 阴虚阳亢——化火（虚火）

多见于急性热病伤津、痨瘵、恶性肿瘤等一类慢性消耗性疾病，长期生活节奏过于紧张而精神烦劳者。

六、经络病机

经络病机，也是辨证中所要探求的一个重要部分。由于经络和脏腑是络属关系（脏脉属脏络腑，腑脉属腑络脏），所以脏腑有病可以反映于经络，经络有病亦可内传于脏腑，当然，经络系统也可以独立发病。本处所讲经络病机，即是指致病因素直接或间接作用于经络系统而引起的病理变化。

1. 经络气血偏盛偏衰

$$经络气血\begin{cases}偏盛——引起某一脏腑功能过亢——实证\\偏衰——引起某一脏腑功能减退——虚证\end{cases}$$

足阳明胃经，行身之前，故其经虚实不同，在其循行之处，所表现的症状也不同。实则身前热，虚则身前寒，实则消谷善饥，虚则胃中胀满。

足阳明别行之脉，上络头项，下走足外踝。阳明为多气多血之经，若其经阳气过盛，阳盛则狂，故发狂癫。若阳明之气虚，气血不足，以致足、胫失其荣养，故足不收而或胫枯。

2. 经络的气血逆乱

经络之气，有升有降，升降正常，气血得以正常运行，反之则病。

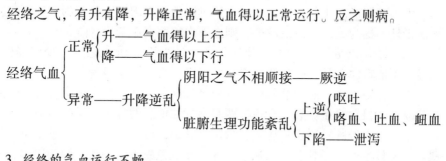

3. 经络的气血运行不畅

经络气血运行不畅，是临床常见的病证，既可出现全身症状，为外邪来表的全身肌肉酸痛，也可再现局部症状，如胁痛、瘿病、梅核气、乳房结块等。

经气不利，久必及血，导致血瘀。

什么叫"是动病"和"所生病"？

《难经校释》："本难概述十二经脉的病候，有是动病和所生病之分，认为是动病的病变在气分，所生病的病变在血分。因为气为血帅，血随气行，所以说气先病，而血后病。"

4. 经络的气血衰竭

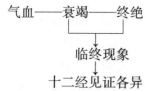

《素问·诊要经络篇》："太阳之脉，其终也戴眼，反折，瘛疭，其色白，绝皮乃绝汗，绝汗则终矣。少阳终者，耳聋，百节尽纵目系绝，目系绝，一日半则死矣。其死也，色青白，乃死。阳明终者，口目动作，喜惊、妄言，色黄；其上下之经盛而不孖，则终矣。少阴终者，面黑齿长而垢，腹胀闭塞。上下不通而终矣。厥阴终者，中热溢干，喜溺，心烦，甚则舌卷，卵上缩而终矣。太阴终者，腹胀闭，不得息，气口意，善呕，呕则逆，逆则面赤，不逆则上下不通，上下不通则面黑，皮毛憔而终矣。此十二经之所败也。"

（1）太阳之脉，其终也……：①终：即尽的意思，可作终绝理解。②戴眼：即目不转睛而上视，也称吊眼。由于是太阳经脉起于目内眦，经气绝，经脉失养而收缩，故如是。③反折：谓身背反张，如角弓反张之状，即患者头项强直，腰脊反折。因足太阳之脉从巅入络脑，还出另下项，循肩胛内侧，挟脊抵腰中。太阳经气绝，阳气虚衰，不能化液养筋，则筋挛急，故见反折。④瘛疭：瘛指筋脉拘急挛缩。疭指筋脉弛缓纵伸。瘛疭是形容手足时伸时缩，抽动不止的状态。⑤其色白，绝汗：绝汗即汗出如珠如油，太阳包括手太阳小肠经和足太阳膀胱经。小肠主液，膀胱主藏津液。若太阳经气绝，则卫外不固，津液泄于外，称为绝汗。津液散失，则血液内竭面失血荣而㿠白。

（2）少阳终者……：①耳聋：耳是手足少阳经所入之处。少阳经气绝，则经气不能贯注于耳，故耳聋。②百节皆纵：百节指全身骨节，百节皆纵就是全身骨节松懈无力，胆者筋其应，少阳经气绝，筋脉失养，则束骨无力，故百节皆纵。③目睘绝系：睘，音琼，两眼直视如惊恐的样子。系指目系，连于眼珠。手足少阳经脉皆通于目锐眦，少阳经气绝，则筋脉失养，目系挛急，故直视。④一日半死：形容病情之危急。⑤其死也色先青白乃死：胆为甲木，木之色青，肺金之色白，金克木，故色发青而后白，根据经之危候，可知色为其脏之色，真脏色见，故死。

（3）阳明终者……：①口目动作：手足阳明经脉，皆挟口环唇入于目。阳明气绝，精微之竭，筋脉失养而强直不柔，故见上症。②善惊妄言：手足阳明均为阳腑，经气绝则二腑精气亦竭，虚阳上越，扰及神明，神志失常，故易惊骇且语无伦次。③色黄：真脏之色外现，色黄为止。④上下经盛：上，指人通脉，在结喉旁。下，指趺阳脉，在足背。盛，即躁动急疾，毫无柔和之象，是无胃气之脉。⑤不仁：即不知痛痒。阳明主肌肉，经气绝，则不能摄取水谷精微营养肌肉，故不仁。

（4）少阴终者……：①面黑：手少阴心脉气绝，则血败而瘀，足少阴肾脉气绝则真脏色现，故面色黧黑。②齿长而垢：齿长即牙龈收削，而牙齿显得增长。垢为齿上污垢。齿长而垢，为肾败所致骨败之象。③腹胀闭，上下不通：肾气绝则气化功能衰竭，故二便闭塞不通，谓之下不通；由于二便不通，胃肠之浊气不及下行而腹胀满，以致上不能食，谓之上不通。

（5）太阴终者……：①腹胀闭：即腹胀便秘。肺脾之气将绝，脾不能运化，肺不能肃降，清不升浊不降，传导失常，故腹胀便秘。②不得息：谓呼吸喘促，气短不续。此为肺经气绝之象。③善噫，善呕，呕则逆：噫即嗳气。肺气绝则气机壅滞，逆而不降，则嗳气。由于腹胀便秘，胃失和降，则上逆为呕。④逆则面赤：气逆则血随之而上升，故面赤。⑤不逆则上下不通，不通则面黑：气不逆则气滞于中，上下不通，为脾败之象。土不制水，水气上乘，故面色发黑。⑥皮色焦：肺主皮毛，肺气绝，不能宣发卫气于皮毛，皮毛失养而焦枯不泽。

（6）厥阴终者……：①中热嗌干：中热指胸中热。嗌，指咽喉部位。手厥阴心包之脉起于胸中，足厥阴肝的经脉循喉咙之后。厥阴经绝，则阴血枯竭，所以阳热独炽而胸中热，热耗津液，津不上潮，则嗌干。②善溺心烦：善溺，指小便过多。足厥阴肝脉循阴股入毛际，过阴器抵少腹。由于阴血枯竭，阳热独炽，致使肝之疏泄太过，故善溺。心包气绝，血不养心，故心烦。③舌卷，卵上缩：舌卷指舌体卷屈不伸，卵缩，指睾丸上缩。厥阴之脉循阴器络舌本，厥阴经气绝，筋脉失养而挛急，则上为舌卷，下为卵缩。总之，以上说明十二经脉经气终绝所表现的危险证候，这些证候的出现，关键是脏腑精气先绝，不能荣养经脉，使经气亦绝。临床上若遇此症状出现，要引起高度重视，这是诊断和预测疾病善恶的关键。

七、脏腑病机

脏腑病机，是病机中的核心部分，因为疾病的发生，总是要影响到脏腑的生理功能，从而表现出各个有关脏腑的种种病候。医者辨证，总是要从证候入手的，故此各种辨证均以脏腑为基础，可以说，脏腑病机，在病机制论中占有极其重要的地位，是辨证论治的主要理论根据。

（一）五脏的阴阳、气血失调

有两点需要注意：①阴阳、气血和各脏生理活动的关系。②各脏之阴阳气血与肾和脾胃的关系。

1. 心的阴阳、气血失调

（1）心阳、心气的失调：①心的阳气偏盛

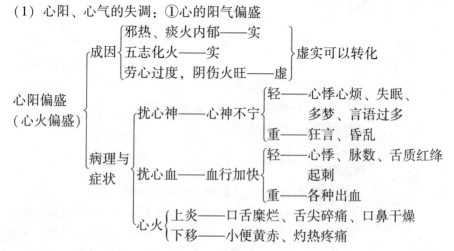

②心的阳气偏衰：

心阳偏衰（心气）
- 成因
  - 宗气不足——血行无力
  - 肾阳虚衰——水气凌心
  - 脾虚生痰——郁阻心脉
  - 血瘀气滞——累及于心

  导致心阳虚损
- 病理与症状
  - 神志失其鼓动、振荡——心神不足——出现精神疲乏、神思衰弱之象
  - 血行缓慢——寒从中生——血脉寒滞——出现既有明显的阳虚又有明显的瘀阻之症，甚则亡阳虚脱
- 与他脏关系
  - 肺气虚⇌心阳虚——咳逆上气，不得平卧
  - 肾阳虚⇌心阳虚——尿少、水肿

（2）心阴心血的失调：

心阴不足
- 成因
  - 劳血过度
  - 久病失养
  - 情志内伤

  耗伤心阴
  - 心肝火旺——灼伤心阴
- 病理与症状
  - 阴不制阳——阳偏亢——虚火内生——五心烦热
  - 阴不敛阳——阳浮动——神志不宁——虚烦不眠

  脉细数、舌红、盗汗

心血亏损
- 成因
  - 各种失血
  - 血液生化不足
  - 情志内伤

  心血亏损
- 病理与症状
  - 心神失养——神思不集中或神思恍惚
  - 心阳失涵敛——阳不入阴——神不守舍——失眠多梦
  - 心失所养——心悸不安、惊恐

  舌淡、面色苍白

心血瘀阻
- 成因
  - 阳气不足——寒从中生——血脉寒滞
  - 痰浊凝聚——血脉瘀阻
  - 劳倦感寒
  - 情志刺激

  诱感加重

  心血瘀阻
- 病理与症状
  - 既瘀之前：血脉失其温运——血行不畅
  - 既瘀之后
    - 轻——心脉气血，运行不畅——心胸憋闷、疼痛
    - 重——心脉气血、凝滞不通——心悸怔忡、惊恐万状、心前区暴痛、汗出肢冷、脱厥

2. 肺的阴阳、气血失调

（1）肺气的失调

宣发肃降失常

　成因：
　外邪袭表犯肺
　痰阻肺络
　肝气上逆犯肺
　肺气不足
　肺阴虚

　病理与症状：
　肺气不宣——气机不利——呼吸不畅——鼻塞、多嚏、喉痒易咳　┐
　　↓
　肺卫不宣——腠理闭塞——无汗　　　　　　　　　　　　　　　├ 实
　肺气不足——宣发无力——卫表不固——自汗、易感　　　　　　┐
　肺阴虚亏——阴不敛阳——津随阳泄——盗汗　　　　　　　　　├ 虚
　肺失清肃——肺气上逆——咳逆上气，痰多喘满　　　　　　　　┘

　日久——气病及水——尿少，水肿

肺气虚损
　成因：
　　久病气虚
　　劳伤过度

　病理与症状：
　　肺气不足——呼吸功能减退　｛轻——呼吸气短　重——痰饮、水肿
　　肺气虚损——卫阳虚弱——自汗

（2）肺阴的失调：指肺津亏损和阴虚火旺。

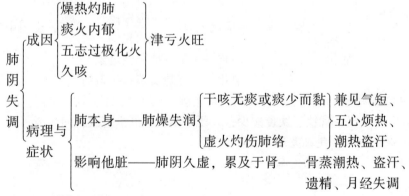

肺阴失调
　成因：
　　燥热灼肺
　　痰火内郁
　　五志过极化火
　　久咳
　　｝津亏火旺

　病理与症状：
　　肺本身——肺燥失润　｛干咳无痰或痰少而黏　虚火灼伤肺络　｝兼见气短、五心烦热、潮热盗汗
　　影响他脏——肺阴久虚，累及于肾——骨蒸潮热、盗汗、遗精、月经失调

3. 脾的阴阳、气血失调

（1）脾阳、脾气的失调：主要表现在以下三个方面：

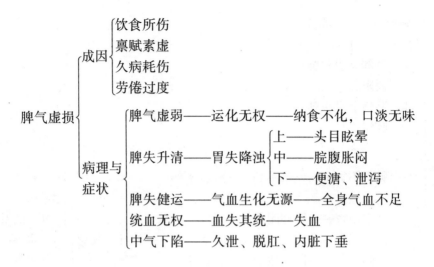

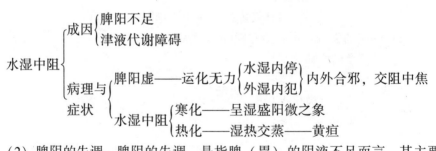

（2）脾阴的失调：脾阴的失调，是指脾（胃）的阴液不足而言，其主要症状有唇燥口干、喜饮、饮食减少，大便干结，舌红少苔或舌面光滑等。

4. 肝的阴阳，气血失调

（1）肝气、肝阳的失调：

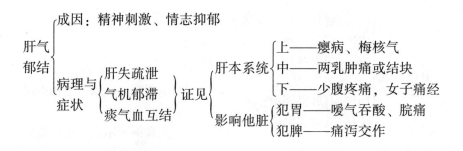

肝气
郁结
{
成因：精神刺激、情志抑郁

病理与
症状
{
肝失疏泄
气机郁滞
痰气血互结
}
证见
{
肝本系统
{
上——瘿病、梅核气
中——两乳肿痛或结块
下——少腹疼痛，女子痛经
}
影响他脏
{
犯胃——嗳气吞酸、脘痛
犯脾——痛泻交作
}
}
}

肝火上炎
{
成因
{
肝郁化火
暴怒伤肝、引发肝火
五志过极化火
}

病理与
症状
{
肝阳升发太过——头涨头痛、面红目赤、急躁易怒、
耳暴鸣暴聋

肝火内灼
{
灼伤肺络胃络——咯血、吐血、衄血
气火上逆之极——薄厥
}
}
}

（2）肝阴、肝血的失调：

肝血虚亏
{
成因
{
失血过多
久病损耗
脾胃虚弱
}

病理与
症状
{
不能濡养筋脉——肢体麻木不仁、关节屈伸不利
不能上荣头目——眩晕、目花、目干涩、视物模糊
化燥生风——皮肤瘙痒、筋挛肉眴、瘛疭
}
}

肝阳上亢
{
成因
{
肝阴不足
情志失调
肾阴不足（水不涵木）
}

病理与
症状
{
阳气亢逆——眩晕、耳鸣、面红如火、眼花、舌红等
肝肾之阴不足——腰酸足软
}
}

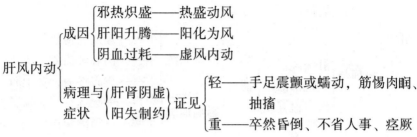

肝风内动
成因
- 邪热炽盛——热盛动风
- 肝阳升腾——阳化为风
- 阴血过耗——虚风内动

病理与症状（肝肾阴虚、阳失制约）证见
- 轻——手足震颤或蠕动，筋惕肉瞤、抽搐
- 重——卒然昏倒、不省人事、痉厥

5. 肾的阴阳、气血失调

（1）肾的精气不足：主要表现在两个方面：

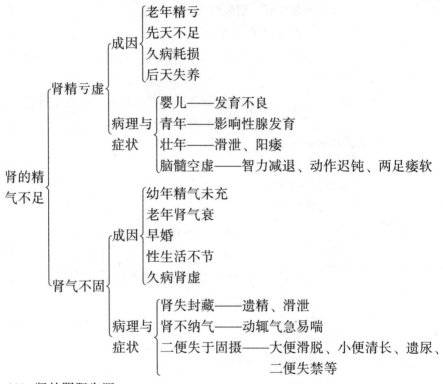

肾的精气不足

肾精亏虚
成因
- 老年精亏
- 先天不足
- 久病耗损
- 后天失养

病理与症状
- 婴儿——发育不良
- 青年——影响性腺发育
- 壮年——滑泄、阳痿
- 脑髓空虚——智力减退、动作迟钝、两足痿软

肾气不固
成因
- 幼年精气未充
- 老年肾气衰
- 早婚
- 性生活不节
- 久病肾虚

病理与症状
- 肾失封藏——遗精、滑泄
- 肾不纳气——动辄气急易喘
- 二便失于固摄——大便滑脱、小便清长、遗尿、二便失禁等

（2）肾的阴阳失调：

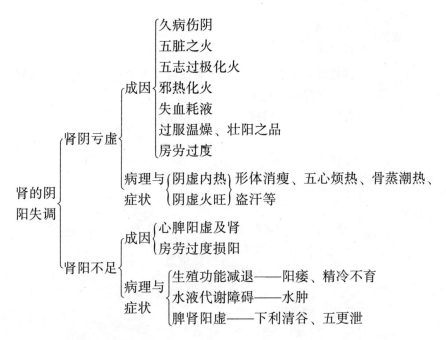

肾的阴阳失调
- 肾阴亏虚
  - 成因
    - 久病伤阴
    - 五脏之火
    - 五志过极化火
    - 邪热化火
    - 失血耗液
    - 过服温燥、壮阳之品
    - 房劳过度
  - 病理与症状
    - 阴虚内热
    - 阴虚火旺
    - 形体消瘦、五心烦热、骨蒸潮热、盗汗等
- 肾阳不足
  - 成因
    - 心脾阳虚及肾
    - 房劳过度损阳
  - 病理与症状
    - 生殖功能减退——阳痿、精冷不育
    - 水液代谢障碍——水肿
    - 脾肾阳虚——下利清谷、五更泄

（二）六腑的功能失调

1. 胆的功能失调

胆的功能失调
- 成因
  - 情志所伤、肝失疏泄
  - 中焦湿热熏蒸
  - 胆汁排泄障碍
- 病理与症状
  - 阻碍脾胃运化功能——脘腹胀满、食纳不佳
  - 胆汁外溢——黄疸

2. 胃的功能失调

胃气虚
- 成因
  - 长期饮食失节
  - 禀赋素虚
  - 久病
- 病理与症状
  - 腐热水谷功能减退——胃纳不佳、饮食不思
  - 胃失和降——脘腹胀满、隐痛

胃阴虚
- 成因
  - 热病后期
  - 久病不复
- 病理与症状
  - 腐热水谷功能衰退——不思饮食、舌尖红而干或舌如镜面
  - 胃失和降——脘腹虚痞、泛恶、干呕
  - 胃气衰败——口糜

胃寒
- 成因
  - 过食生冷
  - 过用寒凉药物
  - 素体中寒
- 病理与症状
  - 腐热水谷功能减退——食入不化
  - 寒主收引｛气机不利／血气瘀滞｝络脉绌急——脘腹剧痛

胃热
- 成因
  - 嗜酒，嗜辛辣
  - 气、瘀、痰、湿、食、郁结化火
  - 肝胆之火犯胃
- 病理与症状
  - 腐热水谷功能亢进——胃中嘈杂、消谷善饥
  - 燥热内结、胃失和降——口苦、口渴引饮，大便秘结
  - 胃气上逆——恶心、呕吐酸苦黄水
  - 胃火上炎——齿痛龈肿、衄血
  - 火灼胃络——呕血

3. 小肠的功能失调　　　　内容自学。

4. 大肠的功能失调　　　　内容自学。

5. 膀胱的功能失调　　　　内容自学。

6. 三焦气化失调　　　　　内容自学。

7. 奇恒之腑的功能失调　　内容自学。

八、脏腑、经络、病机小结

（1）任何疾病，无论是外感，还是内伤，都能影响脏腑经络的功能，导致各脏腑经络的气血、阴阳失调，以及它们之间协调的紊乱。

脏腑经络病机的理论是以五脏为中心，阐明对疾病的系统性认识，因此，这个理论的实际是藏象学说的延续。

（2）掌握每一脏腑、每一经络的病变机制及其相关关系，是认识每一个

具体疾病发生、发展及其变化规律的基础。

（3）脏腑与经络是不可分割的整体，脏腑是经络的源泉所在，而经络是脏腑联系的通道。生理上联系密切，病理上常相互影响，因此，在认识和掌握人体病理过程中，必须把二者紧密地结合起来，才能全面把握人体生理病理的本质。

复习思考题

1. 邪正盛衰与虚实证的形成及与疾病的转归怎样？
2. 阴阳失调有哪几种病理变化？试述其理。
3. 试述气血失常后的病理变化。
4. 何谓内生"五邪"？"五邪"是什么？
5. 虚风内动有哪些类型？并简述其理。
6. 内寒与外寒有何区别与联系？
7. 湿浊内生与哪些脏关系最密切？
8. 津伤化燥的病变特点是什么？
9. 试述火热内生形成虚实两候的病机。
10. 简述经络病机的四个内容。
11. 阴阳气血和五脏生理活动的关系怎样？
12. 为什么说各脏的阴阳失调，久必及肾？
13. 试分述五脏的虚实病机。

第十二章　病因与发病

病因，是破坏人体相对平衡状态而引起疾病的原因，又叫作致病因素。

有原因就有结果，结果和原因是相互作用的，在疾病发展到某一个阶段时，结果的东西又可成为病因，如痰饮、瘀血，有人称之为第二病因。

一、病因

疾病发生，各有其因，没有原因的疾病是不存在的。既有其因，必须求其因，求其因才能抓住疾病的本质，求其因才能辨证清楚，求其因才能治疗正确，所以"辨证求因""审因论治"是非常重要的。

病因学说，不仅是指致病因素，更重要的是作为临床症状的概括，并联系自然界的现象加以类比而建立起来的。因此，根据所出现的不同症状和体征，再把病因、病位结合起来，加以去粗取精，去伪存真，便可获得"证候"的概念。例如，根据恶寒发热、无汗、头痛、鼻塞、流清涕、多嚏、咽痒不适、咳嗽有少量清稀痰、舌苔薄白、脉浮等症状，就可以分析为风寒束表证。因此，掌握各种病因致病的一般规律，对于判断疾病的性质，是非常重要的，同时也是辨证论治的重要依据之一。

概而言之，中医学认识病因的方法：一是直接观察的方法。通过患者主诉、询问病史，直接观察客观事物而确定病因。如虫兽伤、烧伤、创伤、寄生虫、中毒等。二是辨证求因的方法，即以临床观察到的病理表现为依据，通过逻辑思维的方法进行分析判断，即所谓"辨证求因"。

古代医家对病因作过归类，其演变过程如下：

（1）《内经》根据致病因素的来源不同，将其分为阴阳两类，以《素问·调经论》说："夫邪之生也……"

《内经》 { 生于阳——风雨寒暑（外因）/ 生于阴 { 饮食居处 / 阴阳喜怒 } （内因） } 泛指致病因素

（2）汉·张仲景在《金匮要略》中指出疾病发生有三个途径，他说："一者，经络受邪入脏腑……"

《金匮要略》 { 经络受邪——入脏腑——内因 四肢九窍——流入血脉——外因 房室、金刃、虫兽所伤 } 以客气邪风为主，不以内伤外感为内外，而以脏腑经络为内外

（3）宋·陈无择在《金匮要略》这一理论基础上，又提出"三因"学说，即内因、外因和不内外因。将六淫所伤为外因，七情所伤为内因，饮食、房室、跌仆、金刃所伤为不内外因。

陈无择三因 { 六淫邪气外感——外因 五脏情志内伤——内因 饮食、房室、跌仆、金刃——不内外因 } 把致病因素和发病途径结合分类

这个学说沿用很久。三因学说，只是把致病因素分成了三类，但没说出人体发病的内在根据，这是很大的缺陷。我们的看法，一切致病因素都属于病邪，都属于外因，人体的正气应是内因。

总之，病因学说，是祖国医学在长期和疾病作斗争的过程中逐步积累起来的丰富经验，并形成了一套中医对疾病认识的理论体系，长期用于临床实践。但由于受历史条件的限制，对病因实质的认识和病因分类，都还有其不足之处。

二、六淫

风、寒、暑、湿、燥、火，是自然界的六种气候变化，简称"六气"，亦称"六元正气"。即春风、夏暑（火）、秋燥、冬寒、长夏湿。

六气——时令正常气候，是万物生长、变化所适应的环境，也是人类赖以生存的条件之一。

1. 六气为什么称六淫

六淫（六邪）——反常气候 { 太过 不及 非其时而有其气 } 成为致病因素

淫，邪也，过也，甚也。六淫就是"六气淫胜"。

气候变化，作为致病的条件，总是与人体的调节适应能力相对来说的。因为气候的正常与反常，并没有绝对的界限。气候虽属正常，但人体正气虚衰，抵抗力低下，也同样能引起疾病，也属于六淫致病。

2. 六淫致病特点

（1）六淫致病，多与季节气候、居处环境有关：人与自然气候，有着不可分割的关系，季节气候的变化，时刻影响着人体。故春多风病，夏多暑病、火病，长夏多湿病，秋多燥病，冬多寒病。居处环境对人体的影响，多是潮湿

和高温，同属六淫致病性质。

（2）六淫致病，既可一邪伤人，也可多邪伤人：由于气候变化的复杂性及人体的个体差异，往往同时感受两种以上病邪而发病，如风寒感冒，湿热痢疾，风寒湿痹等。

（3）六淫致病，可以互化：所谓互化，是在一定的条件下，在一定的阶段上，病邪可以互相转化。如风从火化、寒化；寒从湿化、热化；湿从热化、寒化；燥从火化、寒化；暑从燥化等等。所以在研究气候变化与疾病发生的关系时，必须注意到人体的内在因素。

（4）六淫为病，皆自外而入：传入途径 $\begin{cases} 皮毛肌肤 \\ 口鼻 \end{cases}$ 或同时受病

此外，在脏腑功能活动失调的时候，出现类似风、寒、湿、燥、火的证候，属于病理范畴，将在"内生五邪"病机中介绍。

（一）风

风在正常气候中，是善于运动的六气之一，终年常在，四时皆有，故风邪伤人，不限春季。

风邪性质及致病特点：

1. 风为阳邪，其性开泄，易袭阳位

风性轻扬，易于激荡而浮越，故具有升发、向上、向外的特点。所以风邪发病多在上、在表，易开泄。常出现头痛、汗出、恶风等症状。

2. 风性善行而数变

数，屡次的意思。所谓善行数变，是指风来去较快，时有时无，变幻多端而言。善行者是无处不到之意，数变者是证不一端之谓。由于风邪具有这一特性，故发病急，变化快，游走性强。例如：

（1）行痹：行，游走的意思。痹，是闭塞的意思，含有气血凝滞不通的意义。

行痹，即游走性风湿痛，痛无定处。

（2）风疹：

风疹 $\begin{cases} 瘙痒时作——风邪窜袭肌表，经气运行失和 \\ 起落无常，散漫无定——血为风动，风至则起，风过则落 \end{cases}$

尤在泾曰："血为风动，则身痒而瘾疹。"

3. 风为百病之长

长，是开始之意。风性善于运动和多变，所以对人体的影响也很大、很快，常为外感病之主因。

风邪为外感病的一种极重要的致病因素，许多外感病都可因感受风邪而引起，寒、湿、燥、热等邪多依附于风而侵犯人体，如风与寒合，风与热合，风与湿合，风与燥合等。所以说，风邪很少单独袭人，往往兼邪同犯。

（二）寒

寒是冬季的主气，当水冰地坼之时，伤于寒者为多，故冬多寒病。人受外界寒邪侵犯而发生疾病，有"伤寒"与"中寒"之分。凡寒邪伤于肌表则为伤寒，寒邪直中脏腑则为"中寒"。寒邪致病以后，其症状表现与自然界的寒冷、冰冻、凝结等现象是相类似的。所以中医学将这些现象，用来比拟人体感受寒邪为病时所出现的一系列证候。

内寒外寒，虽同属于寒邪，但有区别。内寒是一种病理反映。二者可互相联系，互相影响。阳虚患者，容易感受外寒，外寒伤人，又易损伤阳气，导致内寒产生。在治疗上，外寒以温散寒邪为主，内寒以温补阳气为主。

寒邪性质及致病特点：

1. 寒为阴邪，易伤阳气

$$寒\begin{cases}伤卫阳——恶寒\\伤脾肾之阳——时冷身寒，下利清谷，小便清长\end{cases}$$

人体阴阳是相对平衡的。寒伤阳气，则阴盛而阳衰，阳衰则温煦无力，故见"阴胜则阳病"之证。所以寒邪为病，无论在表在里，皆易损耗人体阳气，总是出现一派阳气不足症状。

2. 寒邪凝滞

血得温则行，得寒则凝，寒邪袭人，深至经脉，可使经脉气血运行滞涩，不通则痛，故《素问·举痛论》说："寒气入经而稽迟……。"故寒邪伤人，多见疼痛症状。

稽，留止的意思。

客，侵犯而停留的意思。

3. 寒性收引

$$寒\begin{cases}客血脉——血脉收缩——营卫气血凝滞\begin{cases}脉紧\\疼痛\end{cases}\\侵肌表——腠理收缩——卫阳闭束——发热、恶寒、无汗\\伤经络关节—经脉拘急\begin{cases}屈伸不利\\冷厥不仁\end{cases}\end{cases}\Bigg\}\,\substack{"寒则\\气收"}$$

踡缩：拘缩不伸。

绌急：绌音出，屈曲之意。绌急是屈曲拘急不舒。

气收：就是气机收引闭塞。

（三）暑

暑为热邪的一种，带有季节性，为火热之气所化。正如丹波元简曰："温病暑病，皆是热病，以时异其名耳。"

暑邪性质和致病特点：

1. 暑为阳邪，其性炎热

暑为阳热之邪，故为病多见热象，呈现高热、口渴、脉洪、汗多等一派火热症状。

2. 暑性升散，耗气伤津

暑为阳邪，性主升散，故暑邪袭人，则腠理开泄而多汗，正如《灵枢·岁露篇》说："暑则皮肤缓而腠理开。"

因暑热而多汗，本是人体适应外界高温环境的生理现象，若开泄太过，就要伤津耗气（气随津泄）。伤津耗气，就是暑邪升散的结果。所以伤于暑者，往往呈现口渴喜饮，气短乏力之象。正如喻嘉言所说："夏月人身之阳以汗而外泄，人身之阴以热而内耗，阴阳两俱不足，仲景于中暍，禁用汗、下、温针。"

在夏天炎火流行的季节里，人体阳气是向外疏泄的，阳气外散，内必气虚，虚则气少，故"民病少气"。暑热之气扰动心神，气机闭塞，故有心神闷乱，烦躁不安的懊憹，瞀闷之症。若津气暴脱，可突然昏倒，不省人事，甚至死亡。

3. 暑多挟湿

炎暑季节，天暑地潦，暑湿郁蒸，再加之浴冷卧风，过食寒凉，故暑多挟湿。

$$炎暑季节 \begin{cases} 天暑地潦，暑湿郁蒸 \\ 浴冷卧风，过食寒凉 \end{cases} 故暑多挟湿$$

$$暑挟湿之症 \begin{cases} 发热烦渴——暑之象 \\ 胸闷呕恶，肢倦便溏——湿之征 \end{cases}$$

（四）湿

湿多盛于长夏季节。此时天气炎热，雨水较多，阳热下降，氤氲熏蒸，水气上腾，潮湿充斥，故湿盛于夏秋之际。

外湿除与季节有一定关系外，还有如下因素：①长期阴雨。②外伤雾露。

③涉水淋雨。④居处卑湿。⑤水中作业。

总而言之，气候潮湿，环境潮湿，皆易使人发生湿病。

湿邪性质及致病特点。

1. 湿性重浊

湿和水属于同类，湿是弥漫存在的水，其性寒而重，因此反映在症状上，就有头重如裹，四肢沉重，倦怠等症状。

"首如裹"：头为诸阳之会，今湿犯肌表，阻遏阳道，清阳不升，故头部紧塞沉胀，如同有物裹束一样。

$$湿痹（着痹）\begin{cases} 湿犯经络 \begin{cases} 营卫凝滞——身体酸痛 \\ 气血运行受阻——肌肉麻木 \end{cases} \\ 湿留关节——关节酸痛沉重，不能转侧或肿 \end{cases} 痛有定处$$

湿性污浊，人感湿邪之后，易见秽浊之证，如白带、淋浊、湿疹浸淫等症。因此，临床上常把舌苔厚腻或垢浊，看作是体内有湿的重要依据。

2. 湿为阴邪，易阻遏气机，损伤阳气

（1）气机被阻，气行不畅，往往出现胸腹闷胀，小便短涩，大便不爽等症状。在治疗上，应以祛湿为主，佐以理气之品。理气不仅能畅通气机，而且能加强祛湿的作用，故有"治湿不理气非其治也"之说。

（2）阳气被伤，机体失于温煦，可见四肢不温，喜暖恶凉等寒湿之症。在治疗上不能单独祛湿，应佐以温阳之药，以助祛湿之力。

（3）湿阻气伤阳，与脾关系最大，因脾喜燥而恶湿，若湿邪过盛而困脾，脾失运化之力，即可聚湿而为水肿、腹水等病。

3. 湿性黏滞

$$湿 \begin{cases} 症状——排泄物及分泌物多滞涩不畅。 \\ 病程——发病缓慢（多隐缓不觉），病程较长或反复发作，难以速愈，故有"治病惟有除湿难"之说 \end{cases}$$

4. 温性趋下，易袭阴位

湿性趋下，与其重浊之性有关，故湿邪为病，常先起于下部或以下部为明显。所以《素问·太阴阳明论》曰："伤于湿者，下先受之。"此外，淋浊，带下，脚气等症也多是湿邪下注所致。

（五）燥

燥是秋季的主气，故秋为燥病，《素问·至真要大论》说："清气大来，燥之胜也。"

燥与湿相反，是缺少水分的表现。在日常生活中，物体干燥，则表面会起皱折，甚至开裂枯涩。在自然界，秋季常见生物枯萎，天气干燥少雨，故认为燥气清肃，其性干涸。

1. 燥有温燥和凉燥之分

（1）温燥：初秋尚热，秋阳以曝，炎暑未消而凉风已至，此肢感受燥邪，即为温燥（燥易偏热），与风温相似，但燥象较显。

（2）凉燥：深秋既凉，久晴无雨，此肢感受燥邪即为凉燥（燥易偏寒），与风寒相似，但燥象较显。

2. 燥邪性质及致病特点

（1）燥性干涩，易伤津液：燥是湿的反面，能使水分枯竭，所以燥邪伤人之后，以机体津液亏耗的证候为主要临床表现，而且起病即见燥象。故《素问·阴阳应象大论》说："燥胜则干。"刘完素《素问·玄机原病式》说："诸涩枯涸，干劲皴揭，皆属于燥。"

涩：涩滞。

枯：不荣胜之意。

涸：无水液。

干：不滋润。

劲：不柔和。

皴揭：皮肤破裂。

（2）燥易伤肺：肺为娇脏而喜润，燥则干燥易伤津，故燥邪易使肺津干枯，或伤及肺所属组织而出现燥的症状。

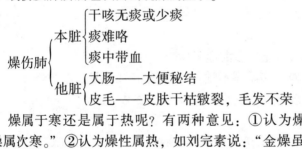

$$\text{燥伤肺}\begin{cases}\text{本脏}\begin{cases}\text{干咳无痰或少痰}\\\text{痰难咯}\\\text{痰中带血}\end{cases}\\\text{他脏}\begin{cases}\text{大肠——大便秘结}\\\text{皮毛——皮肤干枯皴裂，毛发不荣}\end{cases}\end{cases}$$

燥属于寒还是属于热呢？有两种意见：①认为燥性属寒，如沈目南说："燥属次寒。"②认为燥性属热，如刘完素说："金燥虽属秋阴，而其性异于寒湿，而反同于风热火也。"俞嘉言也认为"燥金虽为秋令，虽属阴经，然异于寒湿，同于火热"。

若遵《内经》则以沈说为是。《素问·五运行大论》说："其在天为燥，在地为金……其性为凉。"俞慎初《通俗伤寒论》和吴鞠通《温病条辨》说的比较客观，他们认为燥有温燥和凉燥两种，今从之。

（六）火（热）

火与热皆为阳气，阳气渐盛为温，温气渐盛为热，热极为火。所以温热火三者各异而同类。一般说，温热之邪多属外感，而火邪多化生于内。火的热象较热更为明显，但壮热不一定都是火邪。

1. 火的化生：一般有以下几种情况：

火的化生（常由内生）$\begin{cases}脏腑阴阳气血失调——化火 \\ 感受风寒暑湿燥邪——化火（"五气化火"） \\ 精神刺激（"五志过极"）——化火（"五志化火"）\end{cases}$

2. 火的情性及致病特点

（1）火为阳邪、其性炎上：火热为阳气，阳气主动，向上向外，其性散而不敛，泄而不闭，故火邪为病则呈现一派阳盛之象和躁动之征。

火性炎上，炎是火光向上的意思。火性升腾，伤人之后，多出现炎上症状。例如：

$\begin{cases}心火上炎——口舌糜烂 \\ 胃火上炎——牙龈肿痛 \\ 肝火上炎——目赤涩痛\end{cases}$

在治疗上，热宜清，火宜泻，根据病情，可从小便泻之，亦可从大便泻之，这种治疗方法，叫作"釜底抽薪"。

（2）火易耗气伤津：火热之邪最易耗津，故火热之证常见津伤证象。

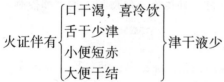

火证伴有$\begin{cases}口干渴，喜冷饮 \\ 舌干少津 \\ 小便短赤 \\ 大便干结\end{cases}$津干液少

火热灼津，津伤必燥，津液损伤，又可使火势愈炽，所以火与燥可以互为因果，互为转化。

人身之气必须有正常之火（"少火"）以温养之，若火热亢盛，就要伤耗人体的正气，故《素问·阴阳应象大论》说："壮火食气。"食是蚀的意思。

（3）火易生风动血："热极生风"，"极"是生风的条件，"风"是指症状而言。在高热的同时出现抽搐，目睛上视，角弓反张等，就称之为"热极生风"。故《素问·至真要大论》说："诸热瞀瘛，皆属于火。"这是火热之邪燥灼津液，筋脉失养所致。

瞀：心中昏闷，即神志朦胧的意思。

瘛：抽掣的意思。

火为什么能动血呢？因气属阳，火亦属阳，火邪入血之后，首动其气，气动则血亦动。

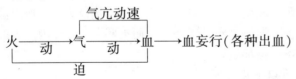

正如《血证论》说："火升则血升，火降则血降"，"气迫则血走。"

（4）火易致肿疡：火不仅能迫气动血，而且能灼伤脉络，腐蚀血肉而成痈肿疮疡。故《灵枢·痈疽篇》说："火热不止，热甚则肉腐，肉腐则为脓，故命曰痈。"《素问·玉真要大论》说："诸痛痒疮，皆属于心。"这里心，不是指实质脏器的心，而是指心火过盛，相应的血分有热。

三、疫疠

1. 什么是疫疠？

疠气，又名戾气、异气、毒气等，是一种不同于六淫的具有传染性的邪气。是由于气候不正，寒暖无常，疠风淫雨，久旱久涝，山岚瘴气等特殊气候变化及污秽湿浊肮脏之物腐败熏蒸所产生。

2. 疠气发病的特点

多从口鼻感受，发病急骤，病情险恶，变化急剧，传染性强，死亡率高。因此，对疫疠之病要加强防治工作，采取有效措施。新中国成立后，在党的领导下，大力贯彻"预防为主"方针，许多种传染病都得到了消灭和控制。

四、七情内伤

中医学把人的精神活动，概括为喜、怒、忧、思、悲、恐、惊七种，简称"七情"。七情的变化，属于精神致病因素，又称"七情内伤"。

1. 七情与内脏气血的关系

七情活动，是以内脏作为物质，即心主喜，肝主怒、主惊，脾主思，肺主忧，肾主恐。故《素问·阴阳应象大论》说："人有五脏化五气，以生喜怒悲忧恐。"所以七情致病，就会引起内脏的功能紊乱，气血失调，甚至使脏腑发生器质性变化。例如：

$$
七情致病
\begin{cases}
喜\begin{cases}气缓\\伤心\end{cases}血气淫散，精神失常\\[8pt]
怒\begin{cases}气上\\伤肝\end{cases}面赤气逆、吐血、昏厥\\[8pt]
忧\begin{cases}气郁\\伤肺（亦伤脾）\end{cases}胸中郁闷、胀满、善太息\\[8pt]
思\begin{cases}气结\\伤脾\end{cases}胸腔痞塞，饮食失常\\[8pt]
悲\begin{cases}气消\\伤肺\end{cases}气乏形瘁\\[8pt]
恐\begin{cases}气下\\伤肾\end{cases}虚怯不宁，二便失禁\\[8pt]
惊\begin{cases}气乱\\伤心肝（亦伤肾）\end{cases}心神不定，惕惕不安
\end{cases}气乱脏伤
$$

情志变化可以影响脏腑，而脏腑气血的变化，亦可影响情志的变化。例如：

$$
内脏病变
\begin{cases}
心气\begin{cases}实——喜笑不休\\虚——悲\end{cases}\\[8pt]
肝气\begin{cases}实——善怒\\虚——易惊恐\end{cases}
\end{cases}
$$

2. 七情致病的特点

（1）直接伤及内脏。七情致病虽然各有所伤，但多与心、肝、脾三脏关系密切。如惊恐喜都能影响心主神明，出现心悸、失眠，甚则精神失常；悲忧思皆能影响脾的运化功能，出现脘腹满，食欲减退，久则肌肉消瘦，郁怒减退，影响肝之条达疏泄功能，出现胁肋胀痛，急躁易怒等症。然而心为五脏六腑之大主，精神之所舍。因此，心在情志变化方面，是起着主导作用的。

（2）影响脏腑气机：气之在人，和则为正，不和则为邪，七情致病最易影响气机，故《素问·举痛论》说："怒则气上，喜则气缓，悲则气消，恐则气下……惊则气乱……思则气结。"

（3）情志异常波动，可使病情加重，或迅速恶化：人的精神面貌、思想状态，对疾病的发生、发展和预后，是有很大影响的。所以医务人员在治疗疾病时，对精神因素引起的疾病，或在病变过程中，思想紧张的患者，必须首先做好仔细的思想政治工作，充分调动患者的积极性，从而树立战胜疾病的信心。否则，单纯药物治疗，效果也是不会好的，正如《类证治裁》说："若不

能怡情放怀，至积郁成劳，草木无能为挽矣，岂可惜合欢捐忿，萱草忘忧也哉。"

五、饮食、劳逸

1. 饮食不节

（1）饥饱失常：饮食有节，是养生防病的原则之一。若饮食失节、过饱或过饥皆易损伤脾胃，引起疾病。

筋脉横解：横，充满也，在此作郁积解。解同懈，弛缓之意。横解，即横满破裂。

肠澼为痔：肠澼，即痢疾或便血沫。痔即痔疮。

高粱之变，足生大丁：高同膏，粱同粱。膏粱指肥美食物而言。足，是很可能的意思。大丁，是泛指痈疽外疮而言。

（2）饮食不洁：从略。

（3）饮食偏嗜：长期五味过用，可导致脏气偏盛，发生疾病。

2. 劳逸损伤

劳逸结合，劳逸适度，也是保证身体健康的重要方面之一，反之，则能为病。

（1）过劳：

$$过劳\begin{cases}劳力过度——伤气——出现气少力衰之症\\劳神过度——伤心脾——出现气血亏虚之症\\房劳过度——伤肾——出现精伤之症\end{cases}$$

（2）过逸：

$$过逸\begin{cases}久卧伤气——卧则阳气不伸\\久坐伤肉\begin{cases}血脉滞于四肢\\脾运减弱，营养不充\end{cases}\end{cases}$$

六、外伤

内容自学。

七、痰饮、瘀血

痰饮和瘀血，本属证候范畴，为什么又称之为病因呢？

病因 —产生→ 病理变化 —形成→ 痰饮瘀血 —产生→ 病理变化

由此可见，痰饮和瘀血，是病理变化过程的产物。而这些产物上升为主要矛盾，又可使人体发生新的病理变化，出现新的病理过程，发生新的病证，所以称之为病因。

（一）痰饮

痰饮是体内水液停积，失于输化的一种产物，广义的痰饮，是诸痰诸饮的总称。狭义的痰饮，则是各个痰饮中的一个类型，本文所论的痰饮，属于前者。

稠浊者为痰，清稀者为饮，更清者为水。

1. 痰饮的形成

痰饮是人体津液凝聚变化而成，主要是体内水液代谢紊乱所造成的。当人体在某些病理因素作用下，肺、脾、肾三脏失去正常的生化输布功能，则津液即潴留聚积而成为痰饮。

2. 痰饮的病证特点

饮痰形成之后，由于停滞部位不同，引起的病变较为广泛，临床表现也较为复杂。

例如：

痰
- 上犯头部——清阳被蒙——眩晕
- 犯肺——肺失宣降——咳喘多痰
- 犯胃——胃失和降——恶心呕吐
- 迷心窍——心神失明——谵妄昏迷、精神错乱
- 在四肢——阻滞气血——麻木疼痛
- 在胸胁——阻滞气机——胸满而喘，咳引胁背痛
- 在经络筋骨——气机凝滞——痰核瘰疬、阴疽流浊
- 在咽喉——疠气结聚——咽中梗阻（梅核气）

饮
- 在肌肤——溢而成肿
- 在胸胁——咳嗽引痛，心下痞满
- 在膈上——咳喘不能平卧
- 在肠间
  - 肠鸣沥沥有声
  - 腹满食少

从上述证候可以看出，痰饮可分为有形与无形两类。

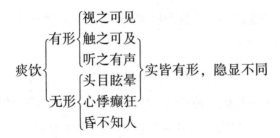

(二) 瘀血

瘀血是指全身血液运行不畅，或局部血液停滞，以及离经之血停滞于内而言。

1. 瘀血的形成

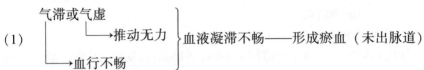

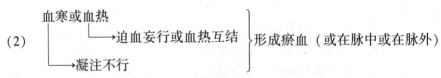

(3) 外力损伤——溢出脉道——成瘀

其他如痰火，湿热所阻，产后恶露不停，崩漏日久等皆可致瘀。

2. 瘀血的病证特点

血液淤滞之后，失去其原有的营养、濡润功能，反而对机体起一种有害作用。

瘀血为害 { 阻碍正常气血的新生和营运 / 造成瘀血留滞，气血亏虚 / 造成癥瘕积块 } 瘀血不去，新血不生

血瘀之后，因所在部位不同，而产生的病证也不同，但临床表现有其共同特点。

(1) 疼痛：痛有定处，其痛为刺，得寒温不减。

(2) 肿块：触之坚硬，聚而不散。

(3) 出血：月经血块，产后恶露，大便黑色。

(4) 唇舌紫暗或舌有瘀斑瘀点。

他如皮肤紫斑，肌肤甲错，眼圈暗黑，面色黧黑（黑乃黄），皆为瘀血的

表现。另外，瘀久化热，可见午后潮热，或时时身热。

这些都是比较显而易见的瘀血证，还有一些比较容易忽略的瘀血证，如胸任重物，胸不任重物，夜睡梦多，心慌，天亮一身汗，脱发，等等，临床应加以注意。

八、发病原因

人体相对平衡状态遭到破坏（外因），而又不能立即自行调节恢复时（内因），就会发生疾病。

（一）邪正与发病

1. 正气不足是疾病发生的内在根据

"外因是变化的条件，内因是变化的根据，外因通过内因而起作用"，疾病的发生也是如此。中医学把人体的抗病能力叫作"正气"，把一切致病因素称为"邪气"。因此，造成疾病的原因，不外乎两个方面：一是人体自身的功能紊乱，一是致病因素对人体的影响。

$$发病原因\begin{cases}内因——正气——根据\\外因——邪气——条件\end{cases}外因通过内因而起作用\longrightarrow 发病$$

$$决定因素\longrightarrow 正气\begin{cases}旺盛——抗病力强——"正气存内，邪不可干"\\衰弱——抗病力弱——"邪之所凑，其气必虚"\end{cases}$$

由此可见，疾病的发生，是"正邪相争""正不胜邪"的结果。

2. 邪气是致病的重要条件

正气虚，固然是形成疾病的主要原因，但在某些特殊情况下，外因亦可成为发病的重要因素。机体对疾病的防御能力并不低下，但由于病邪致病力过强，使正气表现为相对虚弱，从而发生疾病。因此，对于强烈致病因素也要积极做好预防，以"遏其毒气"。

3. 正邪斗争的胜负，决定发病与不发病

（1）疾病与正气强弱的关系：人的禀赋有强弱，个体有差异，所以感受病邪之后，有立即发病的，有缓慢发病的，也有时而复发的，即使是同时感受病邪，其发病也有差异，如同时风寒侵犯肌表，有的则发为"中风"，有的则发为"伤寒"。一般说，正气强，则表现为实证；正气虚，则表现为虚证，或虚实错杂证。

（2）疾病与感邪性质的关系：一般说，苛毒疠气则病重，偏寒偏热则病轻；感受阳邪，则发阳证，感受阴邪则发阴证。

（3）疾病与感邪轻重的关系：邪强则病重，邪弱则病轻。

（4）疾病与病邪所中部位的关系：一般说，病邪伤于某一部分，就在某一部位发病。

（二）内外环境与发病

1. 外环境与发病

（1）气候因素：季节性多发病，就是与时令气候的关系。气候异常或突变，也容易使人发生疾病。

（2）地域因素：我国土地辽阔，气候差异很大，所患疾病亦各不相同。

（3）生活、工作条件：人的起居习惯不同，饮食嗜好各异，以及不良环境，均不利于人体健康，久之皆可使人发病。

2. 内环境与发病

（1）体质与正气的关系：

体质 $\begin{cases} 先天禀赋——身体素质好，元气充实 \\ 饮食调养——营养丰富，气血充沛 \\ 身体锻炼——促进新陈代谢，可使弱 \\ \qquad\qquad\quad 者变强，强者更强 \end{cases}$ 抗病力强，减少发病

反者亦是。

（2）精神状态与正气的关系：人体精神状态变化，可以影响脏腑气血的功能活动，既可以促使病愈，又可以促使病进。所以精神调养，也是增强正气的一个重要方面。

复习思考题

1. 试述六淫的致病特点。

2. 何谓七情内伤？七情致病的特点是什么？

3. 痰饮、瘀血是怎样形成的？其致病特点如何？

4. 如何理解中医发病学的原理和发病论点？

第十三章　防治原则

一、预防

（一）未病先防

1. 调养身体，提高正气抗邪能力
内容自学。
2. 防止病邪的侵害
内容自学。

（二）既病防变

$$
预防\begin{cases}未病防患\\既病防变\begin{cases}早期诊治\\治未病的脏腑\end{cases}\end{cases}
$$

二、治则

本章所谓的治疗法则，是根据疾病发生、发展的普遍规律而确定的一种带有指导性的原则大法，而不是每个病的具体治法。

（一）治病求本

疾病的发展和变化，无论怎样错综复杂，其中必定有一种是主要的。抓住这种主要矛盾，就是解决疾病的根本办法，通常叫作"治病求本"。如王应震说："见痰休治痰，见血休治血，见汗不发汗，有热莫攻热，喘气毋耗气，精遗不涩泄，明得个中趣，方是医中杰。"

既有本就有标，标本是两个相对的概念，应用范围较广。例如：

$$
标本\begin{cases}邪正——正气为本，邪气为标\\疾病——病因为本，症状为标\\时间——先病为本，后病为标\\病位——在内为本，在外为标\end{cases}
$$

每种疾病都必然有其症状，医者通过所表现的症状以探求其本质，疾病的现象并不是疾病的本质。例如：

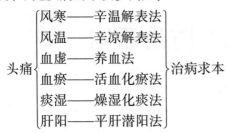

头痛 — 风寒——辛温解表法 / 风温——辛凉解表法 / 血虚——养血法 / 血瘀——活血化瘀法 / 痰湿——燥湿化痰法 / 肝阳——平肝潜阳法 — 治病求本

1. 正治与反治

疾病在发展变化的过程中，其症状表现是错综复杂的，有些病其本质与现象一致，有些病其本质与现象不一致。因此，在诊断上要辨明真假，在治疗上要抓住主要矛盾，或使用正治法，或使用反治法，依据病证的具体情况而定。

（1）正治：药性与病性相反的治疗，叫正治法，是逆其病性而治的，故又称逆治法。为"寒者热之""热者寒之""虚则补之""实则泻之"等。正治法是临床最常用的治疗方法，因为冷热病大多数的征象与疾病的性质是一致的，如寒病见寒象、热病见热象等。

（2）反治：药性与病象相同的治疗，叫反治法，是从其病的假象而治的，故又称从治法，如"热因热用""寒因寒用""通因通用""塞因塞用"。

兹作以分析：列表示之

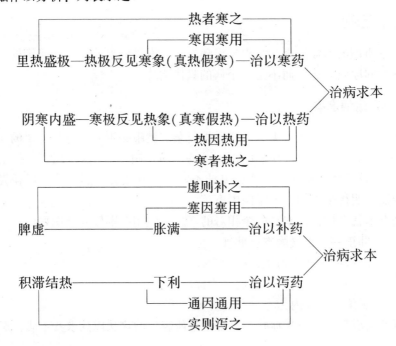

里热盛极——热极反见寒象（真热假寒）——治以寒药 — 热者寒之 / 寒因寒用 — 治病求本

阴寒内盛——寒极反见热象（真寒假热）——治以热药 — 热因热用 / 寒者热之 — 治病求本

脾虚————胀满————治以补药 — 虚则补之 / 塞因塞用 — 治病求本

积滞结热————下利————治以泻药 — 通因通用 / 实则泻之 — 治病求本

由此可见，反治法不同于正治法，是顺从疾病假象的一种治法。但从其本质来说，也是针对疾病的本质而治疗的，仍是"热者寒之""寒者热之""虚则补之""实则泻之"，可以说，反治法是正治法在特殊情况下的变法，其实仍是正治法。

另外，反佐法，是起诱导作用、引药深入的一种治疗方法，也是祖国医学治疗疾病的又一特殊方法，它适用于疾病发展到阴阳格拒的严重阶段。这时，若是单纯以热治寒，或以寒治热，往往会发生药物下咽即吐的格拒现象。使用反佐法以诱导之，就可以使其与病邪同气相求，不发生格拒，而能更好地发挥药效。详细内容，在方剂学中会讲。

2. 治标与治本

（1）急则治其标：矛盾的主要和非主要方面互相转化着，事物的性质也就随着变化，在一定条件下，标症也可转化为矛盾的主要方面，这就需要采用"急则治其标"的原则。为病情发展迅速或处于紧急而危重的状态，虽属标症，亦应首先采取应急措施，否则，患者就会更痛苦，更严重，甚至危及生命。例如：

$$脾虚腹水\begin{cases}脾虚——本\\腹水——标\end{cases}腹水严重，小便不利——\begin{cases}利水\\逐水\end{cases}先攻反利$$

这是标重于本的治法。

$$胃病复外感\begin{cases}胃病——本\\外感——标\end{cases}外感为急——治应先外后内$$

这是先治新病后治久病方法。

但应注意，若是只顾治疗标症、新病，造成正气衰弱，结果标症未除而本已败，新病未去而久病更重，这是急则治标所不能允许的，临床应仔细斟酌。

（2）缓则治其本：缓则治本，是针对病情变化比较平稳或慢性疾病而设的治疗原则。在一般情况下，标根于本，病本能除，标也随之而解。例如：

$$风寒咳嗽\begin{cases}风寒——本\\咳嗽——标\end{cases}发散风寒，其咳自愈$$

$$阴虚发热\begin{cases}阴虚——本\\发热——标\end{cases}滋养阴液，其热自退$$

（3）标本兼治：本法适用于标病和本病俱急，或标本俱缓的两种情况。例如：

$$肾虚水泛\atop风寒外袭\Big\}标本俱急，宜于兼治\begin{cases}单治其本，则外邪有传变入里之可能\\单治其标，则水肿胀急难解\end{cases}$$

$$素有气虚\atop复感风寒\Big\}\,标本俱缓，宜于兼治\begin{cases}若只益气则表证难解\\若只解表则汗出又伤正气\end{cases}$$

标本兼治，可以提高疗效，缩短病程。

（二）扶正与祛邪

1. 扶正与祛邪的概念及关系

人体一切疾病的过程，都是邪正斗争的过程，正胜邪退则病愈，邪盛正衰则病进。因此，在临床工作中，必须十分重视人体正气，正确处理好"正"与"邪"的辩证关系。

$$扶正\begin{cases}未病之前——作好摄生，提高防病能力\\既病之后——补充调养之，锻炼之，提高抗病能力\end{cases}$$

本处所讲的扶正是讲既病之后的扶正。

祛邪：凡是各种治疗方法，使病邪及时驱除体外，就叫作祛邪。

2. 扶正祛邪的运用原则

扶正与祛邪，是解决正邪矛盾的主要方法，其目的是改变正邪双方力量的对比，使之正胜邪却。根据正邪主次情况，或扶正，或祛邪，或扶正与祛邪兼用，或先祛邪后扶正，或先扶正后祛邪，灵活运用。兹分别述之：

$$扶正\begin{cases}病证——正虚邪亦不盛\\治法——采取相应的补虚之法\end{cases}$$

$$祛邪\begin{cases}病证——邪实而正亦未衰\\治法——采取相应的泻实方法\end{cases}$$

$$扶正、祛邪兼用\begin{cases}病证——正虚邪实\\治法——采用攻补兼施，孰轻孰重，孰主孰次，\\详加分辨\end{cases}$$

$$先祛后扶\begin{cases}病证——邪盛而正虚不甚\\治法——实则泻之，邪去则紧接扶正\end{cases}$$

$$先扶后祛\begin{cases}病证——正虚邪实\\治法——虚则补之，正复则紧接祛邪\end{cases}$$

（三）调整阴阳

调整阴阳，从广义来说，适用于治疗一切疾病，在具体运用上，视其偏盛、偏衰情况，或损其有余，或补其不足，达到"以平为期"。

1. 损其偏盛

损其偏盛 { 阳偏盛——热者寒之
阴偏盛——寒者热之

在治疗阴阳偏盛疾病时，要仔细审察是否有已经引起相对一方的偏衰现象，注意兼顾其不足。

2. 补其偏衰

补其偏衰 { 阳偏虚
阴偏虚
阴阳偏虚 } 皆当补其不足，若证见 { 阴虚阳亢（虚热证）——"壮水之主，以制阳光"
阳虚阴盛（虚寒证）——"益火之源，以消阴翳"

（四）调整脏腑功能

其具体内容，在藏象和脏腑病机中已经详述，兹从略。

（五）调整气血关系

其内容在前面已多处叙述，兹从略。

（六）因时、因地、因人制宜

疾病的变化是错综复杂的，加之，体质条件、性别差异、地理环境、生活习惯、季节变化等各有不同，故在治疗求本的基础上，还要具体情况，具体分析，具体对待。

其具体内容，自学。

复习思考题

1. 何谓正治、反治？在什么情况下，使用这两种治法？
2. 如何运用标本治疗原则？